国家出版基金项目
NATIONAL PUBLICATION FOUNDATION

中医历代名家学术研究丛书

主编 潘桂娟

U0273917

Academic Research Series of Famous
Doctors of Traditional Chinese
Medicine through the Ages

"十三五"国家重点图书出版规划项目

许筱颖　陈玉萍　编著

王肯堂

全国百佳图书出版单位
中国中医药出版社
·北 京·

图书在版编目（CIP）数据

中医历代名家学术研究丛书.王肯堂/潘桂娟主编；
许筱颖，陈玉萍编著.—北京：中国中医药出版社，
2022.5

ISBN 978-7-5132-7369-5

Ⅰ.①中… Ⅱ.①潘… ②许… ③陈… Ⅲ.①中医临
床—经验—中国—明代 Ⅳ.① R249.1

中国版本图书馆 CIP 数据核字 (2022) 第 001790 号

中国中医药出版社出版

北京经济技术开发区科创十三街 31 号院二区 8 号楼
邮政编码　100176
传真　010-64405721
河北品睿印刷有限公司印刷
各地新华书店经销

开本 880×1230　1/32　印张 5.75　字数 146 千字
2022 年 5 月第 1 版　2022 年 5 月第 1 次印刷
书号　ISBN 978-7-5132-7369-5

定价　49.00 元
网址　www.cptcm.com

服 务 热 线　010-64405510
购 书 热 线　010-89535836
维 权 打 假　010-64405753

微信服务号　**zgzyycbs**
微商城网址　**https://kdt.im/LIdUGr**
官 方 微 博　**http://e.weibo.com/cptcm**
天猫旗舰店网址　**https://zgzyycbs.tmall.com**

如有印装质量问题请与本社出版部联系（010-64405510）
版权专有　侵权必究

2005年国家重点基础研究发展计划（973计划）课题"中医学理论体系框架结构与内涵研究"（编号：2005CB532503）

2009年科技部基础性工作专项重点项目"中医药古籍与方志的文献整理"（编号：2009FY120300）子课题"古代医家学术思想与诊疗经验研究"

2013年国家重点基础研究发展计划（973计划）项目"中医理论体系框架结构研究"（编号：2013CB532000）

国家中医药管理局重点研究室"中医理论体系结构与内涵研究室"建设规划

"十三五"国家重点图书、音像、电子出版物出版规划（医药卫生）

2021年度国家出版基金资助项目

中医理论肇始于《黄帝内经》《难经》，本草学探源于《神农本草经》，辨证论治及方剂学发轫于《伤寒杂病论》。在此基础上，历代医家结合自身的思考与实践，提出独具特色的真知灼见，不断革故鼎新，充实完善，使得中医药学具有系统的知识体系结构、丰富的原创理论内涵、显著的临床诊治疗效、深邃的中国哲学背景和特有的话语表达方式。历代医家本身就是"活"的学术载体，他们刻意研精，探微索隐，华叶递荣，日新其用。因此，中医药学发展的历史进程，始终呈现出一派继承不泥古、发扬不离宗的繁荣景象。

中国中医科学院中医基础理论研究所，自2008年起相继依托2005年国家重点基础研究发展计划（973计划）课题"中医学理论体系框架结构与内涵研究"、2009年科技部基础性工作专项重点项目"中医药古籍与方志的文献整理"子课题"古代医家学术思想与诊疗经验研究"、2013年国家重点基础研究发展计划（973计划）项目"中医理论体系框架结构研究"，以及国家中医药管理局重点研究室（中医理论体系结构与内涵研究室）建设规划，联合北京中医药大学等16所高等院校及科研和医疗机构的专家、学者，选取历代具有代表性或学术特色突出的医家，系统地阐释与解析其学术思想和诊疗经验，旨在发掘与传承、丰富与完善中医理论，为提升中医师临床实践能力和水平提供参考和借鉴。本套丛书即是由此系列研究阶段性成果总结而成。

综观历史，凡能称之为"大医"者，大都博览群书，学问淹博赅洽，集百家之言，成一家之长。因此，我们以每位医家的内容独立成书，尽可能尊重原著，进行总结、提炼和阐发。本丛书的另一个特点是，将医家特色学术观点与临床实践相印证，尽可能选择一些典型医案，用以说明理论的实践价值，便于临床施用。本丛书列选"'十三五'国家重点图书、音像、电子出版物出版规划""医药卫生"类项目，收载民国及以前共102名医家。第一批61个分册，已于2017年出版。第二批41个分册，申报2021年国家出版基金项目已获批准，出版在即。

丛书各分册作者，有中医基础和临床学科的资深专家、国家及行业重点学科带头人，也有中青年骨干教师、科研人员和临床医师中的学术骨干，来自全国高等中医药院校、科研机构和临床单位。从学科分布来看，涉及中医基础理论、中医各家学说、中医医史文献、中医经典及中医临床基础、中医临床各学科。全体作者以对中医药事业的拳拳之心，共同努力和无私奉献，历经数年完成了这份艰巨的工作，以实际行动切实履行了"继承好、发展好、利用好"中医药的重大使命。

在完成上述科研项目及丛书撰写、统稿与审订的过程中，研究团队暨编委会和审订委员会全体成员精益求精之心始终如一。在上述科研项目负责人、丛书总主编、中国中医科学院中医基础理论研究所潘桂娟研究员主持下，由常务副主编陈曦副研究员、张宇鹏副研究员及各分题负责人——翟双庆教授、钱会南教授、刘桂荣教授、郑洪新教授、邢玉瑞教授、马淑然教授、文颖娟教授、陆翔教授、杨卫彬研究员、崔为教授、江泳教授、柳亚平副教授、王静波副教授等，以及医史文献专家张效霞教授，分别承担或参与了团队的组织和协调，课题任务书和丛书编写体例的起草、修订和具体组织实施，各单位课题研究任务的落实和分册文稿编写、审订等工作。编委会多次组织工作会议和继续教育项目培训，推进编撰工作进度，确保书稿撰写规范，并组织有关专家对初稿进行审订；最终，由总主编与常务副主编对丛书各分册进行复审、修订和统稿，并与全体作者充分交流，对各分册内容加以补充完善，而始得告成。

2016 年 2 月，国家中医药管理局颁布《关于加强中医理论传承创新的若干意见》，指出要"加强对传承脉络清晰、理论特色鲜明的古代医家的学术思想研究"。2016 年 2 月，国务院颁布《中医药发展战略规划纲要（2016—2030 年）》，强调"全面系统继承历代各家学术理论、流派及学说"。上述项目研究及丛书的编写，是研究团队对国家层面"遵循中医药发展规律，传承精华，守正创新"号召的积极响应，体现了当代中医人敢于担当的勇气和矢志不渝的追求！通过此项全国协作的系统工程，凝聚了中医医史、文献、理论、临床研究的专门人才，培育了一支专业化的学术队伍。

在此衷心感谢中国中医科学院及其所属中医基础理论研究所、中医药信息研究所、研究生院，以及北京中医药大学、陕西中医药大学、山东中医药大学、云南中医药大学、安徽中医药大学、辽宁中医药大学、浙江中医药大学、成都中医药大学、湖南中医药大学、长春中医药大学、黑龙江中医药大学、南京中医药大学、河北中医学院、贵州中医药大学、中日友好医院 16 家科研、教学和医疗单位对此项工作的大力支持！衷心感谢中国中医科学院余瀛鳌研究员、姚乃礼主任医师、曹洪欣教授与北京中医药大学严季澜教授在项目实施和本丛书出版过程中给予的悉心指导与支持！衷心感谢中国中医药出版社有关领导及华中健编辑、芮立新编辑、伊丽萦编辑、鄢洁编辑及丛书编校人员的辛勤付出！

在本丛书即将付梓之际，全体作者感慨万千！希望广大读者透过本丛书，能够概要纵览中医药学术发展之历史脉络，撷取中医理论之精华，承绪千载临床之经验，为中医药学术的振兴和人类卫生保健事业做出应有的贡献！

由于种种原因，书中难免有疏漏之处，敬请读者不吝批评指正，以促进本丛书的不断修订和完善，共同推进中医历代名家学术的继承与发扬！

《中医历代名家学术研究丛书》编委会

2021 年 3 月

一、本套丛书选取的医家，为历代具有代表性或特色思想与临床经验者，包括汉代至晋唐医家6名，宋金元医家19名，明代医家24名，清代医家46名，民国医家7名，总计102名。每位医家独立成册，旨在对医家学术思想与诊疗经验等内容进行较为详尽的总结阐发，并进行精要论述。

二、丛书的编写，本着历史、文献、理论研究有机结合的原则，全面解读、系统梳理和深入研究医家原著，适当参考古今有关该医家的各类文献资料，对医家学术思想和诊疗经验加以发掘、梳理、提炼、升华、概括，将其中具有理论意义、实践价值的独特内容阐发出来。

三、丛书在总体框架上，要求结构合理、层次清晰；在内容阐述上，要求概念正确，表述规范，持论公允，论证充分，观点明确，言之有据；在分册体量上，鉴于每个医家的具体情况不同，总体要求控制在10万～20万字。

四、丛书的每一分册的正文结构，分为"生平概述""著作简介""学术思想""临证经验"与"后世影响"五个独立的内容范畴。各分册将拟论述的内容按照逻辑与次序，分门别类地纳入以上五个内容范畴之中。

五、"生平概述"部分，主要包括医家姓名字号、生卒年代、籍贯等基本信息，时代背景、从医经历以及相关问题的考辨等。

六、"著作简介"部分，逐一介绍医家的著作名称（包括现存、已经亡佚又经后人辑复的著作）、卷数、成书年代、主要内容、学术价值等。

七、"学术思想"部分，分为"学术渊源"与"学术特色"两部分进行论述。前者重在阐述医家之家传、师承、私淑（中医经典或前代医家思想对其影响）关系，重点发掘医家学术思想的历史传承与学术渊源；后者主要从独特学术见解、学术成就、学术特点等方面，总结医家的主要学术思想特色。

八、"临证经验"部分，重点考察和论述医家学术著作中的医案、医论、医话，并有选择地收集历代杂文笔记、地方志等材料，从中提炼整理医家临床诊疗的思路与特色，发掘、总结其独到的诊治方法。此外，还根据医家不同情况，以适当方式选录部分反映医家学术思想与临证特色的医案。

九、"后世影响"部分，主要包括"学术影响与历代评价""学派传承（学术传承）""后世发挥"和"国外流传"等内容。其中，对医家的总体评价，重视和体现学术界共识和主流观点，在此基础上，有理有据地阐明新见解。

十、附以"参考文献"，标示引用著作名称及版本。同时，分册编写过程中涉及的期刊与学位论文，以及未经引用但能体现一定研究水准的期刊与学位论文也一并列出，以充分体现对该医家研究的整体状况。

十一、附以丛书全部医家名录，依照时间先后排列，以便查验。

十二、丛书正文标点符号使用，依据中华人民共和国国家标准《标点符号用法》（GB/T 15834—2011）。医家原书中出现的俗字、异体字等一律改为简化正体字，个别不能对应简化字的繁体字酌予保留。

《中医历代名家学术研究丛书》编委会

2021 年 3 月

内容提要

　　王肯堂，字宇泰，号损庵、念西居士，又号金坛居士、郁冈斋主；生于明嘉靖二十八年（1549），卒于明万历四十一年（1613），明代南直隶镇江府金坛（今江苏金坛）人；杰出的医学家，《明史》载其"博览群籍，声著馆阁"；编撰《六科证治准绳》《医统正脉全书》，著有《医学穷源集》《灵兰要览》《医镜》《医论》《医辨》，所论涉及伤寒、杂病、外科、妇科、儿科、五运六气等诸多方面。王肯堂法承张仲景，博采诸家，且有自己鲜明的特点和专长。如诊治内科杂病，重视脾肾；诊治外科疾病，提倡内外兼治；诊治儿科疾病，善辨指纹三关；诊治妇科疾病，重视调理冲任；治疗眼疾，擅长"升清降浊"；临证用方，重视天地运气等。尤其是其代表性著作之一的《六科证治准绳》，内容丰富，条理清晰，为中医学术的发展起到了承前启后的重要作用。本书内容包括王肯堂的生平概述、著作简介、学术思想、临证经验和后世影响等。

　　王肯堂，字宇泰，号损庵、念西居士，又号金坛居士、郁冈斋主；生于明嘉靖二十八年（1549），卒于明万历四十一年（1613）；明代南直隶镇江府金坛（今江苏金坛）人；明代杰出的医学家，《明史》载其"博览群籍，声著馆阁"；编撰《六科证治准绳》《医统正脉全书》，著有《医学穷源集》《灵兰要览》《医镜》《医论》《医辨》，所论涉及伤寒、杂病、外科、妇科、儿科、五运六气等诸多方面。王肯堂法承张仲景，博采诸家，且有自己鲜明的特点和专长。如诊治内科杂病，重视脾肾；诊治外科疾病，提倡内外兼治；诊治儿科疾病，善辨指纹三关；诊治妇科疾病，重视调理冲任；治疗眼疾，擅长"升清降浊"；临证用方，重视天地运气等。尤其是其代表性著作之一的《六科证治准绳》，内容丰富，条理清晰，为中医学术的发展起到了承前启后的重要作用。

　　笔者以"王肯堂"为关键词，在中国知网（CNKI）及万方、维普学术论文网站上，检索到1954—2020年发表的相关论文175篇。其中，期刊论文161篇，学位论文6篇，报刊文章4篇，会议论文4篇。从文献所属学科分类来看，除了18篇论文属于历史和美术学科外，其他均与医学有关。经查询工具书和相关检索，目前有关王肯堂的医学著作整理和学术研究著作2部（《王肯堂医学全书》《中医历代名家学术研究集成·王肯堂》），详见"参考文献"。

　　本书旨在阐明王肯堂的生平概况、著作内容及特点、学术渊源、学术特色、临证特点，以及对后世的学术影响。在生平方面，概括了其"不为良相，便为良医"的人生经历。在学术方面，论述了王肯堂对《黄帝内经》五运六气学说，《伤寒论》《肘后备急方》《备急千金要方》《外台秘要》及金元四大家等名家学术观点的继承；整理了其在内科（胃脘痛、咳嗽、癫狂、头痛、痹证）、外科、妇科、眼科、骨伤科、疟疾、伤寒、五运六气等方面的学术思想与临证经验。全书展现出王肯堂注重临床，博采众长，博而不杂，系统精深的著述风格及学术特点。

本次整理研究依据的王肯堂著作版本：《医统正脉全书：四十四种》（木刻本），中医学社，民国十二年癸亥（1923）刻本；《六科证治准绳》，上海图书集成印书局，清光绪十八年壬辰（1892）铅印本；《医学穷源集》金阊书业堂藏板，清嘉庆二十二年丁丑（1817）刻本。

衷心感谢参与本书文献收集整理的施娜、赵凯、高雪、王雅蓉等青年学者！

衷心感谢参考文献的作者和支持本项研究的各位同仁！

北京中医药大学　许筱颖

北京城市学院　陈玉萍

2020 年 6 月

目
录

王肯堂

生平概述

王肯堂，字宇泰，号损庵、念西居士，又号金坛居士、郁冈斋主；生于明嘉靖二十八年（1549），卒于明万历四十一年（1613）；明代南直隶镇江府金坛（今江苏金坛）人；明代杰出的医学家，《明史》载其"博览群籍，声著馆阁"；编撰《六科证治准绳》《医统正脉全书》，著有《医学穷源集》《灵兰要览》《医镜》《医论》《医辨》，所论涉及伤寒、杂病、外科、妇科、儿科、五运六气等诸多方面。王肯堂法承张仲景，博采诸家，且有自己鲜明的特点和专长。

一、时代背景

王肯堂生活在明代中晚期，历经嘉靖、隆庆、万历三朝。嘉靖年间（1522—1566）宠信道教，佞臣擅权的问题十分突出。16世纪后半叶，日趋衰败的明王朝一度出现政治比较清明、国家转向富强的局面。在这场振弊起衰的转变中，起主导作用的是杰出的政治家、宰辅张居正。嘉靖二十六年（1547），张居正中二甲进士，改庶吉士，读书于翰林院。隆庆元年（1567）二月，晋升为吏部左侍郎兼东阁大学士，进入内阁，参预朝政。万历年间，张居正发起了政治改革，开始整顿吏治，讲求实效，实行考成法，按时考察官员政绩。在用人行政方面，他提出应当"但问功能，不可拘资格"，考核以实政而非上书空谈为标准。经过一番整顿，万历初年吏治情况大为好转，为明代昌盛时期。

在比较安定的政治和经济发展的社会环境下，医药卫生和当时的天文、地理、水利、农学、工艺、文学、史学一样，都有了很大发展。如：

李时珍所著《本草纲目》，记载药物数达 1892 种，刊行于万历二十四年（1596）；吴崑所著《医方考》，刊行于万历十二年（1584）；马莳所著《黄帝内经素问注证发微》《黄帝内经灵枢注证发微》成书于万历十四年（1586）。此外，这一时期成书或刊行的医学著作，还有方有执的《伤寒论条辨》、陈实功的《外科正宗》、万密斋的《幼科发挥》、薛己的《薛氏医案》、李梴的《医学入门》、孙一奎的《赤水玄珠全集》、张三锡的《医学六要》、聂尚恒的《医学汇函》、方隅的《医林绳墨》、龚廷贤的《万病回春》《寿世保元》、杨继洲的《针灸大成》、龚廷贤的《小儿推拿秘旨》等。

二、生平纪略

（一）学医动机

1. 个人兴趣

王肯堂出身于书香门第、官宦之家，其幼年一直生活在中国的北方，12 岁时才随父亲从山东回到南方。王肯堂之父名王樵，字明远，曾任刑部员外郎、右都御史等职，卒后被追封为太子少保。王樵为官清廉、刚正不阿，曾受到张居正的器重。祖父王皋和父亲王樵均进士第，又都先后担任官职。所以，王肯堂在少年及青年时期，受父辈之命攻读文史经典，准备日后走科举之路，然而在他学习期间却对医学产生了浓厚的兴趣，萌生了习医的想法。王肯堂在《郁冈斋笔尘·序》中自称"幼而好博览百家"，其阅读兴趣不是经部、史部、集部等典籍，而是子部医学类。

2. 身体原因

王肯堂年幼的时候就开始关注医学，除个人兴趣外，还有一个潜在原因是他身体不好。据《灵兰要览》记载："余幼而喜唾痰，愈唾愈多，已而戒之。每觉喉间梗梗不可耐，辄呷白汤数口，咯退场门中，用舌搅研令碎，因而漱之百余，津液满口，即随鼻中吸气咽下，以意送至丹田，默存少顷，咽间清泰矣。"由此可见，王肯堂年幼时便受到痰疾的困扰，虽然他最后设法解决了唾痰的问题，但是喉咙有痰的痼疾仍一直困扰着他。

3. 家人患病

王肯堂学医的另外一个动机，是出于对家人的关爱及对时医的不满。明嘉靖四十五年（1566），王肯堂的母亲患了重病，先后接受多位医生诊治。众医家依己所见，各试身手，王肯堂母亲的病情却毫无改善。孝顺的王肯堂当时感到十分自责，认为自己若能通晓医术，母亲就不会受此磨难。为了能够早日减轻母亲的病痛，王肯堂开始发奋研读医书，且医术日益精进。在王肯堂20岁时，他妹妹患了乳病，经多方医治也未见好转。这时的王肯堂从医经验虽然不是很丰富，尚不能做到药到病除，但其凭借顽强的意志和细心的观察诊断，对妹妹的乳病进行精心调治，历时月余，终于得以痊愈。

（二）从医之路

当救治妹妹重病的事迹传开之后，王肯堂在乡里一时名声大噪。当地的老百姓都慕名而来，找王肯堂诊治疾病。对于上门求诊的患者，王肯堂也总是慷慨施以援手，耐心诊疗。随着治好的病人越来越多，他的名气也越来越大。尽管王肯堂此时痴迷于医学，并展露出极高的医学天赋，但其父王樵并不支持他学医的想法，认为考取功名、光宗耀祖、为国效力才是正途，因而明确限制其学医。在这样的情形下，王肯堂只得一边读经书，准备科举考试；一边苦读医书，准备行医治病。其父王樵非常担心行医会影响儿子日后考取功名，故极力劝阻王肯堂暂停学医，专心读书，精心准备科举考试，但王肯堂没有完全听从父亲的安排。

明万历七年（1579），王肯堂参加乡试，次年应会试不中。其后的10年之间，朝廷共举办了4次会试，而王肯堂因为在准备科举考试的过程中坚持行医而耽误了时间，导致会试连续不中。后于万历十七年（1589）考中进士，与焦竑、董其昌、高攀龙等均为同年。王樵有儿女五人，唯有王肯堂考中进士，"金坛父子进士相继三代前此未有"，令金沙王氏在地方上的地位更加显赫，王樵也对次子王肯堂寄予厚望。

王肯堂考中进士后，"选读中秘书，备员史馆，委校二十一史"（《郁冈斋笔尘·自序》），即参与编修史书。这使他有机会接触大量的宫廷库藏典籍，给他提供了博览群书的绝好机会。与此同时，他还可以与馆师、同事谈文论艺，提高学识素养。对于这段时间的见闻，《郁冈斋笔尘》中如此记道："文渊阁藏书皆宋元秘阁所遗，虽不甚精，然无不宋版者。因典籍度赀生，既不知爱重，阁老亦漫不检省，往往为人取去。余尝于溧阳马氏楼中见种类甚多，每册皆有文渊阁印。"有感于文渊阁藏书的散落，王肯堂在力所能及的范围内，捡选出他所钟爱的前朝医籍，加以整理刊刻。如其在重刻李杲著《医说》序中说道："因录诸史，暨诸小说、医方自为一编，以便自治。嗣得宋刻《医说》，甚符愚意，随并刻之以与同志之士共焉。"王肯堂在翰林院读书数载，在学识、治医两方面收获颇丰。

随着医术的日益精湛，孝顺的王肯堂经常为父母配制丸药，作为养生和疗疾之用。如其父在《方麓集》中记载："白下苦蒸湿碱卤，今渐服矣，肯堂丸药觉甚有效，精神胜于平时。"又曰："知汝为我制丸药，孝心良苦，我前患仅在疑似，今已安好，但治于未然，前哲所贵，汝所处方，尤我所宜，当勤服之。""清明日陵上归，病，服肯堂所寄丸药渐宽。"

王肯堂在明万历十七年（1589）考中举人后，随即被选为翰林院庶吉士入馆学习3年。在这3年里，王肯堂潜心修学，多与座师、同事交流学问，并不热衷于官场的明争暗斗。此间经历，如其在《郁冈斋笔尘》中所言："余为庶吉士时，馆师韩敬堂先生每邀入火房。剧谈自世务外，于星历太乙、壬遁之学无所不究。先生叹曰：'惜子不遇赵文肃公，文肃公为馆师时，日孜孜为余辈苦口，如子所谈者，无所不谈，惜吾辈素不谙习，无所领解，三十年来仅见子耳。'"万历二十年（1590），朝廷在己丑进士中挑选入主馆阁的人员，竞争激烈。在当时看来，王肯堂最可能入选。但就在馆选之前，王肯堂写信给父亲，打算将名额让给其他人，想以此来减少同伴之间的倾轧纷争。不过，王樵不主张儿子谦让的做法，认为王肯堂才华出众，不应谦让至此。故对王肯堂说道："但汝馆元也将及三年，学有成效。内阁查平日考校，先后名次，重加考试以定去留，又明例也。汝与玄宰平日考校先后，则不相上下。论馆序，则汝是馆元……欲让之居先，恐无是理。"（《方麓集·卷九·与仲男肯堂书》）

万历二十年（1592）三月，王肯堂馆选授检讨。在被授翰林检讨任史官期间，王肯堂十分勤奋好学，利用职务上的便利，在宫廷中阅读了大量秘藏的医学典籍，奠定了扎实的医学理论功底。王肯堂在为官期间也经常为同仁看病。据记载，有一次，王肯堂曾为一名史官治疗膈痛。在诊治之前，这位史官已经看了很多医生，都未奏效。王肯堂经过细心诊断，为其开了十全大补汤，服用此方后，这名史官的病最终痊愈。

这一年，日本丰臣秀吉领兵侵犯朝鲜，还妄图侵略明朝边境。由于当时朝鲜政府腐败，日本几乎占领了朝鲜全境。于是明政府发兵抗日援朝，于十二月东渡。刚被授职的王肯堂在这一微妙时期，"疏陈十议，愿领御史衔，练兵海上，以振国威"（《金坛县志》）。其中，不乏指责当时朝廷不良风气之辞，受到权贵们的不满，同时受到当时因战争形势而引发的派系纷争的牵连，王肯堂报国无门，"忤上议，疏留中，不报。会京察，降调，引疾归家"（《金坛县志》）。

明万历二十六年（1598），王肯堂49岁，开始编撰《证治准绳》这部医学巨著，前后历经11年。回到故里不久，父亲王樵于万历二十七年（1599）去世，王肯堂将应得的祖产悉数让给季弟干城，自己则僻居读书达

14 年之久。在此期间，他的医学潜质也得到了长足的发展。如《杂病证治准绳》自序云："定省之余，颇多暇日，乃复取岐黄家言而肆力焉。"可见，因对增援朝鲜的战争上书陈议而遭到贬谪后，王肯堂开始专门从事医学，正所谓"不为良相，即为良医"。王肯堂能够编著传世的《六科证治准绳》，与这一时期大量的临床实践和专心读书是分不开的。万历二十七年（1599）至万历二十八年（1600），王肯堂与西方传教士利玛窦的交往，使他的一生较之绝大部分明末文人有了更为特殊的经历。万历三十四年（1606），王樵生前旧知、吏部侍郎杨时乔推荐赋闲的王肯堂为南京行人司副，使他得以一边领俸银，一边继续从事医学类书籍的撰写。万历四十年（1613），63 岁的王肯堂被调任福建布政使右参政。他向朝廷乞休还乡，不久在家中去世。

王肯堂是典型的儒医，在当时很有地位和名望。他一生著述颇丰，著作等身。只不过他的医学之名远在儒学造诣之上，在其他领域的贡献后世也掩而不彰。万历三十四年（1606），王肯堂 57 岁时，受人推荐任南京行人司副；万历四十年（1612），63 岁的他又任福建布政司参政。王肯堂曾屡次想辞官回乡养老，但都"乞休不允"，这正说明其才干出众，受到器重。王肯堂习医，最初的出发点是救治家人，但其强调"欲济世而习医则是，欲谋利而习医则非。我若有疾，望医之救我者何如？我之父母孙小有疾，望医之相救者何如？易地以观，则利心自淡矣。利心淡，则仁心现，仁心现，斯畏心生"（《灵兰要览·晓澜重定绪言》）。可见，王肯堂是尊崇医德而习医和行医的践行者。

（三）兴趣专长

除了医学之外，王肯堂在阴阳五行、奇门遁甲、五运六气、演禽相宅、太乙六壬、易学数术等方面无不精通，一生著述 10 余部，涉及多个学科领域。王肯堂在随笔杂记《郁冈斋笔尘》中，记载了自己多年的学习收获及心得体会。如《四库全书存目丛书》《郁冈斋笔尘》提要中所言："是编第一卷，所载论医诸条，凡四十页皆深切微妙，得古人法外之意，与所作《证治准绳》足相表里。其他杂论天文算术、六壬、五行、家言及赏鉴书画之类，亦颇足资参考。惟生于心学盛行之时，凡所议论大抵以佛经诂儒理，甚至谓教习庶吉士当令看《楞言经》是何言欤。"其中某些内容虽由于时过境迁，与今时有异，但足可以看出王肯堂对诸家各类学说兼容并蓄的治学态度。

王肯堂对经学也颇有研究，主要体现他在其父前期研究的基础上所著《尚书要旨》，对《尚书》的经义做了较为全面的阐述，深受当时文人志士的欢迎。如《尚书要旨》张汝蕴序曰："海内《尚书》家，屈指金沙王氏御史大大方麓公所著有《日记》《别记》，业家持而户习之。而其仲自太史宇泰氏复以得之，殚见洽闻者，研以深心，勒成《要旨》一编。"

王肯堂的才华不仅体现在经史子集的学问中，还体现在对佛学的造诣上。如彭绍升所著《居士传》记载："（宇泰）博通教乘，尤精相宗。以慈恩成《唯识疏》，既亡，学者无所取证，乃创《唯识证义》十卷。"王肯堂自号念西居士，勤于研究唯识，著有《成唯识论证义》和《因明入正理论集》。

这两部书均被收入《续大藏经》中。唯识学是大乘佛学三大体系之一，极具严密思辨性的特点。王肯堂在复兴明代末年佛教唯识学方面做出了重要贡献。王肯堂还尝试用禅义去解释儒家经典。如《四库提要》在评价其所著《论语义府》时，认为其"颇杂于禅""岂可以诂儒书哉"。当时的儒学权威并不认可王肯堂这种有悖于儒学传统的做法。不难看出，佛学对王肯堂的影响渗透了其思想的各个方面。他精湛的医术与高尚的品德与佛学的熏陶也是分不开的。正如唐代孙思邈在《备急千金要方》"大医精诚"中所说："先发大慈恻隐之心，誓愿普救含灵之苦。"王肯堂曾闻识于紫柏可真大师，紫柏大师是明末四大高僧之一，是慈圣皇太后赐封的宫廷高僧。王肯堂与其书信往来频繁，紫柏大师常在信中鼓励、提点王肯堂，还嘱咐其他弟子多多关照王肯堂。王肯堂能经常与紫柏大师一起参禅论道，可见其禅修功底也是极深的。王肯堂通晓佛学知识，勇于勘误。例如，其言"梵语—佛陀、达摩、僧伽即三宝也。浮屠即佛陀之轻音，而唐人率呼僧与塔皆为浮屠，后人因承袭之，误之大者，不可以不正"（《郁冈斋笔尘》）。王肯堂还就当时的佛画像提出了自己的见解："今人画佛、菩萨草草数笔，备诸丑念，前人无是也。余尝于严道澈家见沈启南补陀观音，则此老已作俑矣。万物有体，万事有法，愚而自用，讳拙以为奇，言之短气。"（《郁冈斋笔尘》）王肯堂还根据西传佛教所采用的西方历法记载年份与中国历法纪年的不同，质疑释迦牟尼生日的确切日期。

王肯堂对书法也有很深的研究，著有《郁冈斋帖》，其中收集了历代书法名家的作品。他亲手篆刻的石碑为当时各方争相寻觅，在全国石刻界名气很大。王肯堂和明末的著名书画家董其昌交往甚密。董其昌与王肯堂同为万历十七年的进士，其书画作品也常常寓佛家禅宗之韵，被誉为"颜骨赵姿"，名闻海外，是"松江派"的代表人物，倡"南北宗"学说，对后世画坛影响巨大。王肯堂能与董其昌同论书画，说明其作品在当时的书画界也不容小觑。事实上，王肯堂的书法功力不凡，且精于鉴赏字画。有关记载，如其"辑《郁冈斋帖》数十卷，手自钩榻，为一时石刻之冠"（《金坛县志》）。又如："韩先生出示一卷宋徽宗题《云展子虔春游图》，余谓是唐以后人笔。先生不怿，问子何以知之。曰：'之虔北齐人，何得作唐衣冠。'先生乃服。"（《郁冈斋笔尘》）

王肯堂在律法方面也有自己的独特见解。其父王樵历任光禄寺卿、大理寺卿、南京刑部右侍郎、南京都察院右都御史，受到其父的熏陶，王肯堂在律法研究上有自身的优势。如王肯堂在《王仪部先生笺释》自序中说道："先少保恭简公为比部郎，尝因鞫狱引拟不当为尚书所诃，发愤读律，是以有《笺释》之作。"王肯堂认为，当时对律法的诠释多有不当，遂"箧取律读之，私笺仅存坊刻之讹不可读，而他家诠释不得律意多。且如大祀、中祀、符验之类，皆不考同制，率尔臆解问刑条例，其精严不下于律而诠释不及焉，皆缺典也。乃集诸家之说，舍短取长，足私笺之所未备，以及见行条例，具为之释。而会典诸书有资互考者附焉"（《王仪部先生笺释》自序）。此书后经清人重编刊行，名为《王仪部先生笺释》。

王肯堂还曾与在明万历年间来中国传教的利玛窦有过交往。利玛窦是意大利天主教耶稣会的传教士，以"西方僧侣"的身份来到中国，是最早一位研究中国文献典籍并用汉语传播天主教的传教士，同时也为中国带来了西方的科技文化知识，促进了中西文化交流。利玛窦当时广交明代的官员和名流，王肯堂就是其中一位。利玛窦曾称赞王肯堂为"北京翰林院里的一位杰出的哲学家"。

可能受到同一时期的焦竑的影响，王肯堂、焦竑两人的学术思想有部分相似之处。焦竑为当时殿试第一人，授翰林院修撰，与王肯堂同入馆阁。两人的交流虽然不多，但焦竑非常推崇王肯堂的父亲王樵。王樵还曾嘱王肯堂要与焦竑交厚。焦竑的学问融合儒、释、道三家的思想，被后人称为"晚明汇通思潮"。王肯堂也有这样的三教汇通思想。

（四）相关考辨

在王肯堂生平中，对其生卒年历来众说纷纭。中国古代史专家柯卉汇总前人观点，归纳出以下4种看法：程之范主编的《中国医学史》、贾得道所著《中国医学史略》、陈邦贤所著《中国医学史》等，认为王肯堂的生卒年为1551—1631年；傅维康等主编的《中国医学史》，姒元翼、龚纯主编的《医史学》，1979年版《辞海》，记载为1549—1613年；《中国大百科全书·传统医学》中，记载为1552—1639年；史仲序《中国医学史》中，则记载为1511—1622年。柯卉本人则援引王樵《方麓集·与仲男背堂书》中"祖父丁酉生、丁卯乡举、丁丑进士，今汝己酉生、己卯乡举、己丑进士、丁丑廷试。祖父对策有赏识之者而不果高荐，今汝复然，何莫非命邪"一段文字，由此推断王肯堂生年应在 1549 年（明嘉靖二十八年，农历己酉年）。在有关其卒年的四种说法（1613 年、1622 年、1631 年、1639 年）中，柯卉认为，王肯堂的著作未有问世于 1613 年（万历四十一年）之后的篇目，最近的 1622 年与 1613 年也相隔至少 9 年，而最远的 1639 年则与之相距 26 年，对于王肯堂这样一位"平生无他嗜，惟喜著书"的学者，在最后的十几二十年中"竟无片言只语存世，于情于理似乎有些令人费解"，因此认为王肯堂卒于 1613 年的说法更为可信。

综上所述，王肯堂一生聪颖好学，博学多才，不仅医术高超，又精通经、史、书法石刻和佛学；其心性淡泊，宽以待人，确为明代一位不同凡响的名人。王肯堂是伟大的医学家，是承先启后的一代宗师；他博采众家之长、严谨务实的治学方法，对中医学术的传承与发展起到了重要的作用，作出了卓越的贡献。

王肯堂年谱：

明嘉靖二十八年己酉（1549）九月十二日 生于南直隶镇江府金坛之金城镇（今属江苏省金坛市）。

嘉靖四十年辛酉（1561） 随父亲王樵乞休南归。

嘉靖四十五年丙寅（1566） 因母亲病危，遍求名医无效，立志学医。

隆庆五年辛未（1571）九月 其妹乘舟归家，患乳痈溃烂处胸骨可见，精心为其妹治病，自此医术始广为人知。

万历五年丁丑（1577） 其父王樵任南京鸿胪寺卿，乞休未允。

万历七年己卯（1579） 参加乡试中第。秋，于白下（今南京）遇缪希雍，二人切磋学问。

万历八年庚辰（1580） 与岳父一同落榜，回到南阳。

万历十一年癸未（1583）四月 与父王樵、缪希雍同游茅山，应严讷（字敏卿，号养斋，南直隶常熟人，官至武英殿大学士）之招，为其诊病。

万历十二年甲申（1584） 其父王樵完成《书帷别记》，王肯堂与兄弟、侄孙一同参与校订该书；同年，严讷病情加剧，王肯堂赴常熟为之诊病。

万历十七年己丑（1589） 会试中第，中进士，选庶吉士，选读中秘书，备员史馆，委校二十一史，同科有焦竑（当科状元）、高攀龙（1562—1626）、董其昌（1556—1637）等。王肯堂有感于文渊阁监管保护不善，致使旧版藏书散落阁外，为人替换，百不存一。

万历十九年辛卯（1591）夏 余云衢太史病，其科举主考官陆葵日先生与曾植斋、冯琢庵两位太史，请王肯堂为余太史诊治。时年，王肯堂父王樵任南京光禄寺卿。

万历二十年壬辰（1592）三月 入馆阁，授翰林院检讨。时年，日本丰臣秀吉派将领兵掠朝，先后占王京、平壤，且继续北攻，朝鲜八道尽没。同年，肯堂上书自请抗倭，因忤上意，终引疾告归。

万历二十一年癸巳（1593） 回家乡金坛居住，时王樵任南京大理寺卿。明军于平壤、开城大捷，以兵部尚书石星为首的主和派占上风，明朝廷遣使议和。

万历二十二年甲午（1594）九月 其父王樵任南京刑部右侍郎。明朝廷继续与日本讨论和谈事宜。

万历二十三年乙未（1595） 时王樵任南京都察院右都御史，四乞休，允。王肯堂至嘉兴，与陈继儒（晚明大名士，以诗文书画而著名）见面，陈继儒为其所钞《守溪笔记》作跋。

万历二十四年丙戌（1596）七月 在吴江逗留。

万历二十五年丁未（1597）秋 造访王锡爵，欣赏《澄清堂帖》。

万历二十七年己亥（1599） 其父王樵去世，王肯堂恳请焦竑作墓志铭。

万历二十九年辛丑（1601）六月 会同吴勉学等编著《古今医统正脉

全书》205卷，总计汇编医籍44种。吴勉学为该书作序说道："医有统有脉，得其正脉而后可以接医家之统。"

万历三十年壬寅（1602）《杂病证治准绳》《杂病证治类方》各8卷书成。同年著《肯堂医论》。腊月既望，开始撰写《郁冈斋笔尘》。

万历三十一年癸卯（1603）　与华亭陈继儒等联名发起修筑秀州塘。

万历三十二年甲辰（1604）秋　金坛频繁受地震影响。重阳，《伤寒证治准绳》8卷书成。《郁冈斋笔尘》完稿。华亭董其昌游茅山，过金坛，访王肯堂，得观元代黄公望的名画《天池石壁图》。

万历三十三年乙巳（1605）冬十二月　至新安吴新宇处，得观晋王珣所书《伯远帖》。十月八日，重刻《千金翼方》。

万历三十四年丙午（1606）　吏部侍郎杨时乔补王肯堂为南京行人司副。冬仲十有四日，赏玩梁武帝《异趣帖》并作跋。至此，王肯堂居家十四载，祖产悉让季弟，僻居读书，与经生无异。

万历三十五年丁未（1607）早秋　《女科证治准绳》5卷书成。同年，《幼科证治准绳》9卷书成。

万历三十六年戊申（1608）七夕　《疡医证治准绳》6卷书成。

万历三十八年庚戌（1610）十月朔　开始编撰《笺释》。

万历三十九年辛亥（1611）三月　完成《笺释》的编撰。

万历四十年壬子（1612）　由南京礼部精膳清吏司郎中，转任福建布政司右参政，乞休。

万历四十一年癸丑（1613）八月八日（公历9月21日）　卒于乡，祀乡贤，附葬城东九曜先茔；后又迁葬城东九里青岗墩。惜今已查无迹。

王肯堂

著作简介

一、《古今医统正脉全书》

《古今医统正脉全书》，共计 100 卷，刊于明万历二十九年（1601）。本书并非王肯堂的著作，是王肯堂选取自《黄帝内经》到明代之前的重要医学著作 44 部汇编而成。这是一部内容十分丰富的医学丛书，涉及医经、本草、方书、诊断诸学，包括许多有影响的医著，如《素问》《灵枢》《难经本义》《针灸甲乙经》《中藏经》《脉经》《金匮要略方论》《注解伤寒论》《伤寒明理论》《脉诀》《类证活人书》《素问玄机原病式》《宣明论方》《儒门事亲》《伤寒心要》《兰室秘藏》《医垒元戎》《汤液本草》《丹溪心法》《格致余论》《伤寒直格》《伤寒标本心法类萃》《伤寒心镜》《内外伤辨惑论》《脾胃论》《此事难知》《癍论萃英》《脉诀指掌病式图说》《局方发挥》《金匮钩玄》《外科精义》《医经溯洄集》《证治要诀》《伤寒预言》《医学发明》《活法机要》《伤寒医鉴》《证治分诀类方》《伤寒琐言》《伤寒家秘的本》《伤寒杀车搥法》《伤寒一提金》《伤寒截江网》《伤寒明理续论》。

《古今医统正脉全书》收载的 44 部医书都是历代具有代表性的医学典籍。王肯堂在博览群书的基础上斟酌挑选，不仅是对之前历代医学书籍的整理和校勘，而且成为后世正统医学的范本。《医统正脉全书》除推崇《素问》《灵枢》以外，还尤其重视张仲景的著作，也精心选取金元四大家部分代表作。此外，该书还收载了《脉经》《脉诀》等早期脉学著作，体现出王肯堂对脉诊及平脉辨证的重视；同时收集了元代王好古所著《汤液本草》。民国谢观所著《中国医学源流论》称《古今医统正脉全书》为"医家丛刻，网罗最博者"。

版本概况：明万历二十九年（1601）吴勉学校刻本，清江阴朱文震校刻本，清光绪二十年（1894）维新书局刻本。

二、《六科证治准绳》

《六科证治准绳》，又名《证治准绳》或《六科准绳》。共计44卷，内容以阐述临床各科证治为主。其中，《杂病证治准绳》8卷、《杂病证治类方》8卷、《伤寒证治准绳》8卷、《疡医证治准绳》6卷、《幼科证治准绳》9卷、《女科证治准绳》5卷。此书所载文献资料丰富广泛，论述条理清晰分明。在论述病证时，首先综述明以前历代医家治疗经验，继而阐释个人见解，其后再详细辨别病证、脉象的异同，因证论治、立法处方。

（一）《杂病证治准绳》

《杂病证治准绳》，简称《杂病准绳》，共计8卷，是王肯堂编纂的内科杂病证治的代表作，刊于明万历三十年（1602），在《六科证治准绳》中，《杂病准绳》最早成书和刊行。王肯堂在本书中分门阐释了多种杂病。1～6卷为内科杂病，分诸中门、诸伤门、寒热门、诸气门、诸呕逆门、诸血门、诸痛门、痿痹门、诸风门、神志门、杂门、大小腑门12门，共130余种病证；7～8卷为七窍门，共19种病证。其中，"七窍门"包括眼、耳、口、鼻、咽喉、面部和颊腮诸证；并将筋、骨、肉、皮肤、髭发、腋证、蛊毒、虫证等归入此门。由此可见，王肯堂所说的"杂病"，范畴比较广泛。但全书所论"杂病"，仍以内科病证为重点。该书在所论杂病诸门中，对于中风、中寒、虚劳、疟疾、水肿、胀满、积聚、痰饮、霍乱、下血、头痛、腹痛、诸痹、脚气、淋证、疝气等病证，在证治上阐析得非常详细。对杂病中的多种病证，王肯堂着眼于辨证施治，探本求源，打破门户偏见，以临床实践为标准。在阐述时，每证之下，先引《黄帝内经》《伤寒论》等经典为要，再选唐、宋、元、明历代各家之说为据，最后参以抒发个人见解。对于诸多病证，尤其重视脉证分析，在介绍施治方面非常详细。书中阐论条理明晰，遣方用药力求切于实用，还详细收录了前人与自己正反治验，以示后学。

（二）《类方证治准绳》

《类方证治准绳》，亦作《证治准绳·类方》《杂病证治类方》，简称《类方准绳》，共计 8 卷，刊于明万历三十年（1602）。此书堪称《杂病准绳》的姊妹篇，所分卷次和收选病证基本一致。此书所论病证类方，以明以前历代名医名著名方为主，兼及王肯堂个人经验效方，特别体现出其博采与精选的特点。此书为王肯堂之方药专辑，载方 2900 多首，几乎集成了历代常用要方，上自张仲景方，下迄孙思邈方，再至宋金元和明代医方，方源出处涉及诸多名医名著。对于一些常见病、多发病，选方尤为丰富，便于后世医家从中选用。王肯堂搜方，医学以外的名著也非常重视，如将《夷坚志》中的观音应梦散和杀虫方亦收编于内。书中还载述了若干通治效方，说明当时已经十分重视辨证论治与辨病论治的有机结合。

（三）《伤寒证治准绳》

《伤寒证治准绳》，简称《伤寒准绳》，共计 8 卷，刊于明万历三十年（1602）。第 1 卷为伤寒总例；2 ～ 7 卷为六经病证、狐惑、百合、劳复食复、瘥后诸病、阴阳易、四时不同伤寒，以及妇人伤寒、小儿伤寒等；第 8 卷为脉法和药性。此书卷首列伤寒入门、辨证歌等，以下诸卷对学术传承和临床诊疗的变化与发展等方面多有阐论。在编写体例上，该书主要借鉴了明代楼英编著的《医学纲目》"伤寒部"。王肯堂所说的伤寒病证，实际上包括若干外感、时气病证。书末列述"药性"，对张仲景及历代伤寒名家常用方药的药性及主治效能逐一加以分析，并介绍了历代伤寒名家的用药经验。王肯堂对明以前《伤寒论》多种注本及论著中的学术经验均有独到的学术心得。他特别推崇金代成无己《注解伤寒论》（首注本），以及宋代朱肱、金代刘完素、明代陶华等各家学说，采摭、分析尤为精详。

王肯堂在《伤寒证治准绳》中，立足症状分析，注重补亡拾遗，深入揭示《伤寒论》的辨证施治精华；从传变角度分析和阐明伤寒病的动态变化，对伤寒学派学术思想的传承和发展具有重要的启示意义。

（四）《女科证治准绳》

《女科证治准绳》，又名《证治准绳·女科》，共计5卷，成书于明万历三十五年（1607）。本书是在陈自明《妇人大全良方》及薛己之注释的基础上，根据各家诸说，结合王肯堂自己的临证经验编写而成。每门病证均有论有方，而且注明了出处。从框架来看，全书以卷分门，以门列证。在每一病证下又首先引述病因病机，后列治疗诸方。这样以卷分门、以门别证、以证列方的编排方法，眉目清晰，查阅方便，简明实用。如第1卷是治法通论和调经门，列举通治妇人诸疾各方等，论及4种常见病证；第2～3卷为妇人杂证门，包括虚劳、中风、惊悸、眩晕、头痛、痰饮、咳嗽、积聚癥瘕等，论及54种常见病证；第4卷为胎前门，具体分为求子、候胎、养胎法、恶阻、胎动不安等，论及51种常见病证；第5卷为产后门，包括产后将调法、胞衣不下、血晕等，论及57种常见病证。

从内容特点看，《女科证治准绳》以宋代陈自明的《妇人大全良方》为蓝本，并博采经典理论及众贤之说，包括《黄帝内经》《难经》《针灸甲乙经》等经典理论，《丹溪心法》《卫生宝鉴》诸书内容，王冰、钱乙、陈言、陈自明、许叔微、严用和、朱肱、张洁古、刘河间、张从正、李杲、朱丹溪、王好古、罗谦书、王履、王硕、虞抟、薛己、戴思恭等60多位历代名医的实用论述和经验方药，可谓集明以前妇产科之大成。其所述病证皆以证治为主，每一病证先以综述历代医家治验，然后阐明自己的见解。《四库全书提要》评价"其书采摭繁复，而参验脉证，辨别异同，条理分明，具有原委。故博而不杂，详而有要。于寒温攻补，无所偏主"。

《女科证治准绳》吸收了历代诸家妇产科之长，但其主要突出了陈自明、薛己的学术思想。书中所用方药多偏于温补，就是受薛己学术思想的影响。虽然王肯堂尊崇陈、薛两家之说，采纳温补养正之法，但对于陈自明所著《妇人大全良方》中具有迷信色彩的内容则一概摒弃不用。可见王肯堂在整理前人的理论和经验时，并非全盘继承，简单罗列，而是很有自己的见解。《女科证治准绳》对后世医家具有一定影响，至今仍不失为一部妇产科之重要著作。

（五）《幼科证治准绳》

《幼科证治准绳》，简称《幼科准绳》，共计9卷，成书于明万历三十五年（1607）。该书集明代以前有关儿科文献而编成，宗钱乙按五脏分证编排。王肯堂在此书序言中说道："医家以幼科为最难，谓之哑科……吾独谓不然。夫幼小者，精神未受七情六欲之攻，脏腑未经八珍五味之渍，投之以药，易为见功……"该书卷一"初生门"中，统述宋代钱乙所论五脏所主、五脏病及五脏相生，张洁古所论五脏、五邪相乘补泻大法及五脏补泻法，兼论婴幼初生护理及初生儿各种疾病证治。以下8卷则分脏阐述婴幼儿多种疾病的诊治内容。卷二"肝脏部"所述病证包括惊风、痫病、中风、天钓、眼目、咽喉及淋、疝等；卷三至卷六为心脏部，包括发热、疰夏、心痛、烦躁、弄舌、吐血、衄血、便血、语迟、自汗、盗汗、疮疡、痘疮、麻疹等，其中第六卷"心脏部四"以论述"痘疮"（天花）为主，详论该病的预防与治疗方药，并介绍麻疹、水痘等病的证治；卷七至卷八为脾脏部，包括不乳食、吐泻、痢、虫痛、疳证、黄疸、小便不通等；卷九为肺脏部和肾脏部，首论咳嗽证治，次论诸喘、夜啼、弄舌、龟胸、龟背等。该卷所阐述的肾脏部病证，包括解颅、囟陷、囟填、行迟、发迟、齿耳诸病、五软、五硬、客忤、中恶等，反映了王肯堂对幼科病证分部、分类和学术见解等诸多学术特色。全书列证详细，有论有方，全面系统。

（六）《疡医证治准绳》

《疡医证治准绳》，简称《疡医准绳》，亦名《疡科证治准绳》，共计6卷，刊于万历三十六年（1608）。王肯堂在青年时期已对疡医（外科）卓有建树。他在此书序言中说道："余童而习岐黄之术，弱冠而治女弟（即王肯堂胞妹）之乳疡，虞翁之附骨疡，皆起白骨而肉之，未尝有所师受……"由此可知，王肯堂学医虽有家庭影响，但主要靠自学成才，说明他攻读医书、整体诊疗的悟性很高。

在《疡医准绳》中，卷一首叙痈疽之源，痈疽之别、脉法、分经络及内外治法；卷二为溃疡、漏疮、痈疽所兼诸证等。卷一和卷二论述了多种痈疽、肿疡及其治法，归纳总结了不同部位、不同病情的肿疡要采用的相应治法，如辛凉解表、辛温解表、辛热解表、攻里、发表攻里、外托、内消、敷贴温药、敷贴热药、点药等。卷三、卷四论述人体各部痈疽证治。卷三为头、脑、面、耳、口、项、肩、臂、手，胸部疮疡痈疽等；卷四为胁、腹、前后阴、股、膝、胫、足部疮疡痈疽等。卷五论诸肿、石痈、石疽、瘰疬、多骨疽、时毒、杨梅疮、丹毒、疥癣等病的证治。卷六论跌仆伤损、金疮、箭头入肉、竹木刺针入肉、杖伤等证治。

王肯堂还在《疡科准绳》之中论及皮肤及多种骨伤病证。其对每证先进行论述而后处方用药，对人体各处骨骼的解剖位置叙述非常详细；对病证的描述也很详尽，如对炭疽病的传染途径、全身症状、体征、预后都加以详细论述；对麻风病、梅毒、性病进行了比较准确的论述。这也反映了《证治准绳》在疾病分类方面，与前贤名著论述的明显不同。各证还附有王肯堂本人的临证经验，共收录方剂千余首，包括各种丸、散、膏、丹，其中有些药物中医外科临床至今仍在广泛应用。关于外科手术，本书记载了肿瘤摘除术、甲状腺切除术、肛门闭锁症的肛门成形术、耳外伤缝合再植术、骨伤整复手法与手术等。王肯堂认为，在药物难以奏效时，可以采用外科手术方法治疗。

版本概况：《六科证治准绳》（铅印本），上海图书集成印书局，清光绪十八年壬辰（1892）刊行。《六科证治准绳》（木刻本），金坛：虞衙藏板，清康熙三十八年己卯（1699）刊行。《六科证治准绳》（木刻本），"武进陈时泰书"刻本，明万历三十年壬寅（1602）刊行。

三、《医镜》

《医镜》，共计4卷，是王肯堂撰著的一部综合性医书。其中，卷一、卷二以内科为主，卷三论述内科、口眼咽喉病证和外科病证，卷四论述妇科和儿科病证。书中对每种病证先立论说理，后列药例治疗，简明扼要，突出重点。本书最初由其弟子张玄映保存，在王肯堂生前未刊行，后经蒋仪（字仪用）校订刊行。

《医镜》初刻本刊于明崇祯十四年辛巳（1641）。明亡清兴，迄至清康熙三年甲辰（1664），有相关清刻本面世，但非《医镜》单行本，而是由蒋仪用将自撰《药镜》4卷附于王肯堂《医镜》之后，合刊而成的《医药镜》。故蒋仪用说道："宇泰先生，发明医理，著述行世，式从已久；门下订疑问难，盖多其徒，但理学渊微，卷帙浩淼，学者苦无津梁；先生手示此编，指其大要，令一披览，而晓然于辨证用药，真昭彻如镜，遂以医镜名编。"又说："是编原本，余得之茂苑张玄映，玄映得之宇泰先生，授受盖不轻矣。往余与玄映读书佘峰，搦管之余，漫加辑订，爰付梨枣。"（《医镜·凡例》）

《医镜》之中，内科病证论及伤寒、内伤、中风、中湿、中暑、痢疾、泄泻、脾胃、虫症、黄疸、鼓胀、噎膈、呕吐、霍乱、心痛、疝气、诸气、诸血、痨瘵、咳嗽等，口眼喉科病证论及眼疾、喉痹、齿痛、口舌，外科病证论及痈疽、疔毒、瘰疬、广疮、内臁外臁、疱疮、疥癣、湿阴疮，妇科病证论及经闭、月事不调、血鼓、血癥、血风、崩淋、带下、热入血室、胎前诸证、临产诸症、产后诸症等，儿科病证论及胎热胎寒、脐风撮口、重舌鹅口、丹毒、中恶天吊、夜啼、惊风、疳症、痘疹等。

版本概况：《医镜》（四卷），王肯堂编撰，蒋仪校订，明崇祯十四年辛巳（1641）。《医镜》（四卷），日本皇都书铺，日本正德四年甲午（1714）。

四、《医论》

《医论》（又称《肯堂医论》），由王肯堂编撰，共计3卷，包括医论、医话及治疗经验。上卷论及痘疹发微和惊风，痘疹发微分为溯源、预防、论痘起足太阳、论汗下、辨虚实、验轻重等，进行分析阐发；中卷论及望色、论卮脉、论人参、论犀角和杂记，杂记中又有医论、医话、验方、医案等；下卷论及三疟治验、神水治验、制神水秘法和妇科验方。其中，验案为两则，一为疟疾案，二为嘴唇干燥、皮肤裂痛案（即神水治验）。妇科验方实际上包括了医论、医话和医案，而且所载病证不仅限于妇科，亦夹杂内科病证，所涉及病证有血证、子死腹中、胎不动、产后忌饮酒等，并列种子丸、固胎丸、保安丸、催生丹、益母丹和坤元是保丹。书中既记载他人经验，又阐述个人治疗的心得体会。上卷至中卷为明代殷仲春订正，下卷为明代高杲订正，全书均由清代顾金寿评。《三三医书·医论提要》评价："本书三卷……即（肯堂）先生之手泽，本社裘君吉生藏之久矣，视为拱璧，今刊行以公同好，想有睹同赞赏焉。"

版本概况：现存明刻本（1602）、《三三医书》及《中国医学大成》本。

五、《医辨》

《医辨》，又称《王宇泰医辨》，共计3卷，成书于明万历三十年（1602）。上卷列中风、虚劳、发热、诸气、水肿、胀满、积聚、痰饮、咳嗽等辨证论治，中卷论述伤饮食、中寒、伤暑、伤湿、伤劳倦、泄泻、脚气、着痹的证治，下卷论述诸见血证、眩晕、癫狂痫、烦躁、惊悸恐、健忘、郁、杂类的证治。

《医辨》前有序曰："予尝搜索先考橘轩翁平生抄录，得王肯堂医论摘钞数十叶，读之，其中颇多要语良方，但憾未见全书。顷书坊人携来一书请序，题曰《王宇泰医辨》，未知何人所撰。盖熟读二书，节取其精要，以备未读二书者之省览，可见其用心之仁且勤矣。"从序言所述判断，本书应该是后人整理编纂王肯堂的经验而成，书中论证简明扼要，治法与方药详备齐全，再加上验案为佐证，非常适合临床借鉴应用。

版本概况：《医辨》，现存日本元禄五年（1692）刻本。

六、《灵兰要览》

《灵兰要览》，共计2卷。上卷论述内科杂病，包括中风、卒中、疟、痰、喘、泻、水肿、鼓胀、膜胀、脾胃、伤食、积聚、诸气、诸血证、出血不止、呕血、眩晕、头痛、脑痛、心痛21种病证；下卷，除内科病证之外，还论及外科等病证，包括目痛、口糜、身重、胁痛、腰痛、虚损、劳瘵、梦遗、不得卧、妄见、发热、渴、盗汗、白浊、淋、小便不通、大便不通、疝、附骨疽、乳痈及痔论、子嗣。此书为王肯堂撰写，清代顾金寿予以重订。《三三医书·灵兰要览提要》记载："《重订灵兰要览》二卷，为明·金坛王肯堂先生著，清·顾晓澜（字金寿）先生重加评订也。……本书为王氏一生读书所得者，发而为议论，其间奥旨微言是与王氏所刊各书互有发明也，传本极少，又经顾氏评订，其声价已可概想，裘君吉生亦以重值所觅得者。"

《灵兰要览》中，重点论述诸种病证的治法。如：治疗呕血，主张用三法，提出"宜降气不宜降火。水曰润下，火曰炎上，引其气而使之下，即以水克火之理，是降气即所以降火也"；又言"宜行血不宜止血……凡治呕血之症，必须用行血之药，宜其余滞，而推陈以致新焉。血既流行，胃脘清楚，自不出矣"；指出"宜补肝不宜伐肝。肝藏血，血阴物也，阴难成而易亏……宜滋养而不宜克伐"。书中对于每种病证的论述，准确完备，用药独特。例如：在中风一节，首先论述中风的发生原因，然后确立中风将发时的预防方剂，后面再加上有关治法和临床验案；论喘证诊治，先简略论证，随后详立治法，用药非常精妙。

版本概况：《灵兰要览》，仅有 1936—1937 年上海大东书局铅印本（据传抄本铅印）。

七、《胤产全书》

《胤产全书》，又称《妇人胤产良方》，共计 4 卷，王肯堂编著。开篇即列提纲和妇人脉法。提纲为书中内容提要。妇人脉法主要详细论述妇人各种脉象，对妇科脉诊颇有实用意义。随后分卷进行论述：卷一主要以论述求子、调经为主，包括求子类、男子聚精、调经类、月经先期后期；卷二以论述胎前病为主，兼有杂病，包括发育论、候时论、孕成男女论、受胎类、养胎类、恶阻类、安胎类、脏躁类、眩晕类、惊悸类、霍乱类、疟疾类、痢疾类等；卷三以论述胎产病证为主，兼有部分产后病证，包括大小便病证、吐血衄血咳呕血、胎自堕、小产、胎不长、日月未足欲产、过期不产、鬼胎、孕痈等病证，临产须知、催生、交骨不开、诸产逆、产后调养、产后调理、胞衣不下等；卷四以论述产后病为主，包括瘕疾、拘挛、不语、狂言谵语癫狂乍见鬼神、惊悸恍惚、发热烦渴、自汗盗汗、往来寒热、月水不调、泻痢、赤白痢疾、小便不禁、小便出血、阴脱产门不闭、乳少、吹奶、妒乳、补遗经验异证治、喑症类等。

《胤产全书》张受孔序曰："过金坛，怀之以质宇泰王公，并得王公手录，远文梓之，名曰《胤产全书》。"此书《凡例》说："是编宇泰先生考古证今，耳闻目睹，汇集手录，非蠡测所能及者。"书中记载的每类病证均先阐明其理，随后选方遣药，辨证施治，颇为实用。

版本概况：《胤产全书》有明书林乔山堂刻本、清康熙刻本（无刊刻堂号）。

八、《医学穷源集》

《医学穷源集》，共计6卷，成书于明崇祯元年（1628）。本书原为王肯堂从医时的临床实录，其曾作稍事整理。后世医家殷宅心及其门人，记录王肯堂医案，以诊年归类，再辑整理。

王肯堂所著《医学穷源集》，本意为"是直欲衍上古之薪传，而起万世之沈疴者，非特补《准绳》之未备，亦以订诸家之缺失也。殷生之意良苦，而殷生之功不可没矣。书将成，请序于予。予因溯其源头，名以穷源，更述吾所以食古而不泥于古之意，书于卷首云"（《医学穷源集·原叙》）。由于《六科证治准绳》内并未放入依经审运之法，王肯堂之学生宅心殷生，见其师用方多据运气之理论，知道《内经》运气之说为审证之捷径法门，治疗疾病之秘钥，故收集王肯堂的《尺木楼图说》编辑成2卷，并把辛亥年以后的病案选辑成 4 卷，逐章详记，附从译解，把《尺木楼图说》2 卷和病案 4 卷集成一本书，即《医学穷源集》。

卷一、二为图说。"凡例"曰："首二卷诸图，有与诸家相同者，有与诸家小异者，有诸家并未言及，而先生从经旨参会而出者，有《内经》并无明文，而先生从他书摘出以补《内经》之阙者。"其中，卷一主要包括太虚图、阴阳图象论、五行论、洛书三元九宫图、三元运气论、五运图等；卷二主要是九宫八风图、太乙移宫说、十二经脏腑图、十二经脏腑表里图等。卷三列举木运年，包括壬子、丁巳、壬戌三年；卷四列举火运年，包括癸丑、戊午、癸亥三年；卷五列举土运年（包括甲寅、己未）和金运年（包括乙卯、庚申）；卷六列举水运年，包括辛亥、丙辰、辛酉三年和水运续编（丙寅）。

《医学穷源集》中，卷三至卷六均为医案，并以运气流年对医案进行分类，可谓医案专著，而且编写风格独具特色。书中记载的每则医案多采用正叙体，不仅详细记载所用方药，而且记载疗效，真实地反映了王肯堂独特的临床辨证施治经验。正如汤世质所言："披阅之下，觉《内经》运气之说，至今始得拨云雾而见青天。于以知医林之书汗牛充栋，无非繁枝缛节，而惟此阐兰台之秘奥，造卢扁之堂阶，真能从支分派别之后，直探源于贺卜诺尔者。"（《医学穷源集·汤序》）

《医学穷源集》是一部有关五运六气理论的临床专著。王肯堂将五运六气理论运用于临床，结合当时诊断的技巧和方法，诊治疾病并记载了相关案例。王肯堂的门人在临床上的笔记十分有真实感，有记留的、有加入自己看法的、有提点自己要牢记的、有写给大众学习的知识等，并非堆砌辞藻，可信度极高。书中首先对王冰有关五运六气之七篇大论进行全面整理，以便准确理解《医学穷源集》的学术思想，正确把握概念的内涵和外延，进而阐释五运六气学说的理论内涵，论证五运六气是中医对临床复杂性现象进行的高度理论概括。

版本概况：现存《医学穷源集》（6卷）木刻本，清嘉庆十三年宝仁堂刊本。

九、《郁冈斋医学笔尘》

《郁冈斋医学笔尘》，共计2卷，原为王肯堂从医时的随记笔录，内容十分丰富，但未及整理。此书由秦伯未、钱季寅选辑修订。《郁冈斋医学笔尘》以医论、医话形式，介绍某些特殊证治、特殊用药和经验方等。上卷论述稀痘秘方、寒热因用、读本草法、药误、痰火、中风、疝有补法、溃疡等，下卷论述发热、胁痛、白淫、目翳、腹胀、口糜用干姜、阳病见阴脉、相火君火、五味补泻、治肝补脾等。

本书选辑于《郁冈斋笔尘》，原书中涉及诗文、书画、天文、历法、名物、禅理等内容，其中，医药方面的内容占总篇幅的1/3，有不少独到见解。故秦伯未在本书序言说道："《郁冈斋笔尘》明·王肯堂撰，《四库全书》采藏之，其书目提要复甚称之。尝观自序云，余幼而好博览，九流百家，亡弗探也。遇会心处忻然至忘寝食，既寡交游，无同好可与谈者，时时札记以管城，用为谈尘……书凡十二卷，论医学者占十之三四，余读而称善，思所以介绍于同志，因嘱钱子季寅节录专册，细加校雠，并张小目，厘为二卷，易其名曰《医学笔尘》。夫王氏《六科准绳》集明以前医学之大成，博采广搜，几家置一编，读此将益叹其见高识广，得未曾有焉。至此书成于万历三十年壬寅，《准绳》成于万历三十二年甲辰，为时仅二载，当是辑《准绳》时有所发挥而另存者，则更可与《准绳》相互证云。"

版本概况：《郁冈斋医学笔尘》仅有民国十八年七月上海中医书局铅印本。

十、《胎产证治》

《胎产证治》，共 1 卷，为王肯堂所著，清代岳昌源重订，成书于明万历三十年（1602）。本书开篇是怀胎总论；第二部分是月经总论，包括月经不调、月经不通、血鼓、血瘕、血肿、血风、热入血室、崩淋、带下等；第三部分是胎前总论，包括堕胎小产、心痛、便闭、遗尿、腹痛、腰痛、下血、子烦、子悬、子肿、子痫、子淋、子气、子喑、胎前禁忌等；第四部分是临产总论，包括交骨不开、横生、子死腹中和盘肠生；第五部分是产后总论，包括血晕、腰腹痛、下血不止、产门不闭等；最后是杂效方，包括绝产方、回乳方、六龙固本丸、调气丸等。此书内容得当精简，故陈洙珠在序言中说道："《六科准绳》中，女科一种，允为医林一大著作，而不免稍失之繁，今此书为肯堂先生手稿，清初名医岳泗庵先生删校重订，虽仅一卷，而简当精核，余得其稿本于江右黄氏，藏箧中三十年矣。今重违中医书局钱君季寅之请，校印行世。"书中除怀胎总论无药治外，其余各类病证，先以论理，后以证治，辨证精细，用药恰当，简明扼要，易于掌握。

版本概况：《胎产证治》仅有民国十九年四月上海中医书局铅印本。

此外，王肯堂还补订了明代龚信所著《古今医鉴》、明代皇甫中所著《明医指掌》，重刻唐代孙思邈所著《千金翼方》、宋代张杲所著《医说》等。

王肯堂

学术思想

王肯堂的祖父、父亲皆为朝廷重臣，并非中医世家。王肯堂自幼阅读大量医书，基本靠自学掌握医道和医术。王肯堂治学与临床的基本特点，是以经典为本，融汇各家所长，在继承中活用之并多有独特发挥。其学术思想本于《黄帝内经》，秉承《伤寒论》，取金元四大家之学术精萃，并受李东垣补土派的影响，重视扶助元气，强调"谨护元气，无孟浪汗下而后庶几乎少失也"；还在女科中提出"立论酌寒热之中，大抵依于养脾胃，补气血，不以去病为事"，被誉为"救时之良医"。同时，他秉承张子和的"祛邪"思想，强调祛邪即所以安正之理，突出攻法的原理，强调妥善使用。

一、学术渊源

（一）传承阐发《内经》运气论

中医五运六气学说，简称运气学说，是古人用以预测和解释自然界气候变化的一种理论。对中医运气学说的传承与阐发，是王肯堂的学术思想内容之一。中医学认为，人生活在自然环境中，自然气候对人体生命活动和病理变化会产生一定的影响。临床上在诊断和治疗疾病时，要考虑气候因素。王肯堂在临证辨治时，非常重视运气学说及其临床指导意义，认为"圣经运气之说，为审证之捷法，疗病之秘钥"（《医学穷源集·原叙》）。王肯堂重视运气学说，源于《黄帝内经》的启发。对王肯堂运气学说影响最大的，是《素问》的"六节藏象论""天元纪大论""五运行大论""六微旨大论""六元正纪大论""气交变大论""至真要大论""五常政大论"等篇。

"五运六气"之名，语出《素问·六元正纪大论》曰："五运六气之应见，六化之正，六变之纪何如？"可以说，《素问》运气七篇大论，奠定了中医运气学说的理论基础。

《医学穷源集》是王肯堂的医案专著，是他从医时的实录。这本书即以运气流年对医案进行整理和分类。如：卷三记录木运年，包括壬子、丁巳、壬戌三年；卷四记录火运年，包括癸丑、戊午、戊癸年；卷五描述土运年甲寅、己未，金运年乙卯、庚申；卷六分析水运年，包括辛亥、丙辰、辛酉和水运续编丙寅等。王肯堂在其著作中所引述的五运、六气、运气相临、司天、在泉、天符、同天符、同岁会、司天不迁正不退位、三年化疫等理论，均源于《黄帝内经》。王肯堂鉴于此书所记验案是"依经之运气治案，为溯其源头"，故命名为《医学穷源集》。

王肯堂在《医学穷源集》卷一、卷二图说中，大量引述《素问》各篇的内容。如：卷一太虚图论，引用《素问·天元纪大论》《太始天元册》文曰：太虚廖廓，肇基化元"。王肯堂对这句话进行如下注释："太虚者何？太极也。由其本无者言之，曰太虚。由其自无之有者言之，曰太极。盖天地万物，莫不始于静而终于动，有是理而后有是气，有是气而后有是形。形有屈伸消长，而理与气无时或息。太极者，理气之冲漠无朕，包含万有者也。故天地清宁，万物化生，而太极不因是增。天地否塞，万物歇绝，而太极不因是息。自一而万，则万太极也。由万反一，仍一太极也。无乎在，无乎不在也。人生而静，阴阳五行与气俱赋。惟能清心宁欲，返朴还淳，则浑然太虚，客感无或干之。否则，阴阳偏陂，形气杂糅，而本始之理几于闭矣。"

此外，王肯堂在简述运气学说时引述的《素问》各篇，还有"异法方宜论""气厥论""热论""缪刺论""脏气法时论"等。可见《素问》是王肯堂在临证辨治时重视运气学说的主要根源。

（二）深入阐发《伤寒论》奥秘

王肯堂十分重视《伤寒论》，提醒告诫后辈一定要读《伤寒论》原著；其对伤寒病的证治有诸多补充与发挥。如《伤寒证治准绳》自序中提道："盖医莫不宗本黄岐，今其书具在，然有论而无方。方法之备，自张仲景始。仲景虽独以伤寒著，然二千年以来，其间以医名世，为后学所师承者，未有不从仲景之书悟入，而能径窥黄岐之壶奥者也。"又曰："然则《伤寒论》可弗读乎，而世之医有终身目不识者，独执陶氏《六书》，以为枕中鸿宝尔。"王肯堂认为，作为一名医生，若终身不读《伤寒论》，而囿于后世一家之说，是无法真正领略《伤寒论》之奥秘的。

王肯堂发现注解《伤寒论》的医家有很多，但是有些书将张仲景的原文和注解者的观点相互杂陈，致使"世不知孰为仲景者"。出于对《伤寒论》的重视和推崇，他花费长达三十年的时间，悉心搜集和研读文献，从明万历三十二年（1604 年）八月初一开始，于当年九月九日重阳节之时完成《伤寒证治准绳》。正如王肯堂在《伤寒证治准绳·自序》所言："因感之而先成伤寒书八帙，始于八月朔，而告完于重九。或曰：以数十万言，成于四旬，不太草草乎？曰：余之酝酿于丹府，而渔猎于书林，盖三十余年矣，不可谓草草也。"王肯堂指出"后之注仲景书，续仲景法者，或见其大全，或窥其一斑，皆可以为后学指南，具择而载之，而又安得不繁。"因此，此书所论内容是很丰富而详尽的。

融汇众家精旨，注疏《伤寒论》，是《伤寒证治准绳》的重要特点之一。王肯堂精心筛选 30 余家之说，引用频率较高者亦有 10 余家，如成无己、朱肱、王海藏、吴绶、张兼善、赵嗣真、云岐子、戴元礼、李东垣、朱丹溪等，皆是研究《伤寒论》有成者。凡论述精辟者，王肯堂则大篇引用。如王履《医经溯洄集》的"张仲景伤寒立法考""伤寒温病热病说"两篇，论寒温异同、张仲景立法旨趣详洽公允，王肯堂大为赞许，于《伤寒证治准绳》中全文采录。又如，《伤寒证治准绳·发热》一篇，较大篇幅收辑了"宋元诸贤表证发热治例"，详述韩祗和、张洁古、王海藏、吴绶等关于表证发热之论述、治法、方药等。

尤为可贵的是，《伤寒证治准绳》中，保留了一些现已亡佚的资料。如韩祗和《伤寒微旨论》原书已佚，《伤寒证治准绳》引自该书资料8处。尤以"韩祗和氏和解因时法"收录最为详尽，列证6种，附调脉汤、薄荷汤、防风汤、香苓汤、发表汤、七物柴胡汤、解肌汤等15首方剂。可见，王肯堂广搜博采，遴善而从，使张仲景之奥旨彰明于诸贤论述之中，为研究明代及明代以前的《伤寒论》研究状况提供了重要的参考。

王肯堂在《伤寒证治准绳》中还阐述了不少自身对《伤寒论》的理解，释论公允，发前人未备。王肯堂注释《伤寒论》，大抵是以义训方法为主，采用串解原文大意的方式。一般是先列张仲景原文，次采后贤注疏中义较胜者加以串解。遇有他人注语尚不能明，或有错误者，则附以自己的注释。王肯堂释论多能切中要害，迥发前人之未备。

此外，王肯堂在本于《伤寒论》的基础上，阐述自身见解，补伤寒病诊治之不足。《伤寒论》所论为广义伤寒，然论中详于狭义伤寒之辨治而略于其他。故而，王肯堂在《伤寒证治准绳》中，以张仲景原文为基础，兼及广义伤寒病，尤多于温热病内容之补充。

首先，王肯堂补入多种外感热病证候。如《伤寒证治准绳·卷一·四时伤寒不同》中，分为冬为伤寒、春为温病、夏为暑病、秋为疟、一岁长幼症状相似为疫、多眠多汗脉浮为风温等节，详细阐述了四时外感病证之不同，从病因病机、症状特点、辨治规律多方面辨其异同。在《伤寒证治准绳·卷七·瘥后诸病》中，对发斑、惊悸、日暮微烦、喘嗽、梦泄、腰痛、发豌豆疮、遗毒、昏冒等皆有论述。

其次，补充了大量诊法内容。王肯堂除重视脉证之辨察外，还从察五色、察目、察鼻、察口唇、察耳、察舌、察身等方面收集辨证资料，丰富了外感热病之诊察方法。王肯堂辨舌甚为精详，对舌质、舌苔、舌态的诊察已较为系统，并录有元代杜本《伤寒金镜录》舌诊三十六图。其辨斑疹，则依形态、色泽、疏密之不同，别热毒之轻重浅深。这对后世温病诊法多所裨益。

最后，增补了大量方剂。《伤寒证治准绳》共收方398首，除《伤寒论》112方外，王肯堂又补充了286方；剂型涉及汤、散、丸、丹、膏、酒剂等，丰富了外感病证之治疗方法。

从《伤寒证治准绳》对《伤寒论》原文的分类，也体现了他对《伤寒论》的理解与认知。

王肯堂认为，王叔和编次《伤寒论》对三阳三阴篇的分思路如下：三阳篇中，原文中明言"太阳病"者入太阳篇，原文明言"阳明病"者入阳明篇，原文明言"少阳病"者入少阳篇；三阴篇中，亦如此法，各自依照太阴、少阴、厥阴之名入其篇。凡原文中未注明三阳三阴之名，但言伤寒某病，用某方主之，而难分其篇者：病属阳证，发热、痞气、蓄血、衄血之类，皆分入太阳篇；病属阴证，厥逆、下利、呕吐之类，皆分入厥阴篇；唯燥屎及屎硬、不大便、大便难等证，虽不称名也独入阳明篇。王肯堂认为，后人若不明白这种分类的真实含义，就容易误将太阳篇中不称名者也当作太阳病，将厥阴篇中不称名者误属厥阴病，以此类推，则会误解张仲景的原意。

另外，《伤寒论》中言"太阳病"者皆谓"脉浮，头项强痛而恶寒"，提到"阳明病"者皆谓"胃家实"，涉及"少阳病"的皆谓"口苦、咽干、目眩"，诸如此类，都是省文之法。所以，如"少阴病，反发热，脉沉，用麻黄附子细辛汤"这一条，是在说"脉沉细，但欲寐，而又反发热者"用之，绝不可不察"少阴病"三字，但见发热、脉沉便用麻黄附子细辛汤，如此便大失张仲景之法。

因而，王肯堂辑录《伤寒论》原文时，完全打乱了成注本和宋本的条文顺序，悉因楼英《医学纲目·伤寒部》中编次的方法按照六经正病、合病并病、汗吐下后诸坏病、四时感异气而生变者、妇婴伤寒的顺序排列。每经之中，以主证统辖之。如太阳病篇以发热、恶寒、恶风、头痛、项强、身体痛条析有关原文，阳明病分胃实不大便、不得卧、自汗、潮热、谵语、狂乱、循衣摸床、渴、呕九类，太阴病分腹满、腹痛、黄三类，少阴病分但欲寐嗜卧、口燥咽干、咽痛、吐、吐利、下利六类等。每类之中，先备列张仲景原文，再附以后贤续法或自身的注疏。其所论既囊括百家，又不相淆杂，这在一定程度上丰富了类证研究方法。

总之，王肯堂的《伤寒证治准绳》采用类证方法，条析《伤寒论》原文，以探求广义伤寒病的辨治规律，且博采众家，释论贴切公正，所论对《伤寒论》的理论和临床研究均有较重要的参考价值。王肯堂对于自己编撰的《伤寒证治准绳》，态度谦逊而诚恳。他表明"余所白首不能究者，与天下后世共究之"，由此可见其开明而豁达的治学精神。另外，王肯堂在《伤寒证治准绳》中引述他人观点者较多，而自己释注相对较少，也不得不说是一种缺憾。

（三）汲取金元四大家学说之长

王肯堂深入剖析金元四大家之说，相互渗入融合，汲取各家之所长，旨在避免囿于一说之狭隘。其临证时灵活运用，治疗效果往往更胜一筹。

如中风的治疗，王肯堂指出，当时医家"每见时师初用八味顺气散，多不得效（八味顺气散为治痰多实证之方，涉虚者是抱薪救火，今人不辨虚实，以为治风主剂，则遗误非浅，今特正之），已而用二陈、四物，加胆星、天麻之类，自谓稳当之极，可以久而奏功，而亦竟无一效，何也？盖妄以南星、半夏为化痰之药，当归、川芎为生血之剂，而泥于成方，变通无法故也"(《重订灵兰要览·卷上·中风》)。

当时有些医家,治中风困于朱丹溪之说,穷技于用二陈汤、四物汤加胆星、天麻之类,殊不知南星、半夏,其性辛温燥烈,用于痰湿甚者尤可,用于痰火者则更伤阴液。当时众医不加深思,不知类中一证最多虚脱,"正不知通血脉,助真元,非大剂人参不可。而有痰者,惟宜竹沥,少加姜汁佐之,不宜轻用燥剂"(《重订灵兰要览·卷上·中风》)。王肯堂见证多思,不拘泥于旧法,常根据患者具体情况,灵活辨证论治。

治疗中风,王肯堂采纳朱丹溪、戴思恭的思路,即"治风之法初得之即当顺气;及其久也,即当活血"(《秘传证治要诀及类方·中风》)。另补充朱丹溪、戴思恭之不足,提出"卒仆偏枯之症,虽有多因,未有不因真气不周而病者"(《证治准绳·中风》)。因此,王肯堂治中风用药,以黄芪助真气,防风载黄芪助真气以周于身,与朱丹溪、戴思恭之"四物汤络丹"单从血而论治不同。这点在其《灵兰要览》中亦有突出体现,如中风将发预防之方,以黄芪、防风为主药。如"中风将发预防之方:黄芪、防风、人参、橘红、归身、木通、山栀、甘草、红花。用水二盏,煎至一盏,入竹沥一杯,梨汁一匙,温服无时"(《灵兰要览·卷上·中风》)。

如治腹胀,王肯堂秉承李东垣的观点,即"腹胀满气不通者,加厚朴以破滞气,腹中夯闷。此非腹胀满,乃散而不收,可加芍药收之"。在此基础上,他提出腹胀治疗应先辨明气结或气散,以厚朴和芍药分治之,不能一见腹胀便认为是气滞而用厚朴破气。如其所言:"是知气结而胀,宜厚朴散之,气散而胀,宜芍药收之。"(《杂病证治准绳·第二册·诸气门·胀满》)

清代程林在《医暇卮言》中就王肯堂对腹胀的辨证用药之理阐述说:"腹胀多是气虚不敛,用辛散之药反甚,宜以酸收之,白芍药、五味子之属，少佐益智仁，以其能收摄三焦元气也。朝宽暮急，用当归为主。暮宽朝急，用人参为主。朝暮俱急，二味并用。按之有痛处，乃瘀血也，加行血药。经云：浊气在上，则生䐜胀。又云：下之则胀已，谓宜用沉降之药，引浊气之在上者而下之，非通利大腑之谓也。凡肿胀初起，痰多发喘，小便不利者，服济生肾气丸无不效。"

　　再如消瘅，即消渴。王肯堂引金代刘完素《宣明论方》之说，将上消分为气血不足之肺消、肺热之膈消、气血亏虚之火逆证，并详细阐发刘完素学说之理。其曰："若心移寒于肺为肺消者，则以心火乘肺，伤其气血为急，所移之寒，非正当其邪也，故用黄芪、人参、熟地黄、五味子、桑白皮、麦门冬、枸杞子，先救气血之衰，故不用寒药泻内热也。若心移热于肺，传为膈消者，则以肺热为急，用麦门冬治肺中伏火、止渴为君，天花粉、知母泻热为臣，甘草、五味子、生地黄、葛根、人参，生津益气为佐。然心火上炎于肺者，必由心有事焉，不得其正，以致其脏气血之虚，故厥阳之火上逆也。"（《杂病证治准绳·第五册·杂门·消瘅》）王肯堂治上消，延伸《内经》之说。《素问·逆调论》有"心移热于肺，传为膈消是也"，王肯堂据此提出"舌上赤裂，大渴引饮，少食，大便如常，小便清利，知其燥在上焦，治宜流湿润燥，以白虎加人参汤主之。能食而渴为实热，人参石膏汤，加减地骨皮散。不能食而渴为虚热，白术散，门冬饮子。有汗而渴者，以辛润之。无汗而渴者，以苦坚之。太阳经渴，其脉浮无汗者，五苓散、滑石之类主之。"（《杂病证治准绳·第五册·杂门·消瘅》）其因证立方，灵活施治，还提出"太阳无汗而渴，不宜服白虎汤；若得汗后脉洪大而渴者，宜服之。阳明汗多而渴，不宜服五苓散，若小便不利，汗少，脉浮而渴者，宜服之"（《杂病证治准绳·第五册·杂门·消瘅》）。

　　王肯堂重视从心论治消渴，认为上中下三消皆与心有关。其曰："人之心肾为君火，三焦胆为相火，得其平则烹炼饮食，糟粕去焉。不得其平，则燔灼脏腑而津液耗焉。夫心火甚于上为膈膜之消，甚于中为肠胃之消，甚于下为膏液之消，甚于外为肌肉之消。上甚不已则消及于肺，中甚不已则消及于脾，下甚不已则消及于肝肾，外甚不已则消及于筋骨，四脏皆消尽，则心始自焚而死矣。故治消渴一证，调之而不下，则小润小濡，固不能杀炎上之势。下之而不调，亦旋饮旋消，终不能沃膈膜之干。下之调之而不减滋味，不戒嗜欲，不节喜怒，则病已而复作。能从此三者，消渴亦不足忧矣。"（《杂病证治准绳·第五册·杂门·消瘅》）王肯堂对消渴的认识与历代医家不同，但金元四大家皆有关于心火过盛而致消渴的病机探讨。

综上所述，王肯堂对金元四大家之学说继承较多，又在此基础上融合各家之所长，延伸发挥了自身的见地，不被先贤之思想禁锢，临证中能做到深入思考并灵活运用。这是王肯堂的独到之处，对后世有一定的参考价值。

（四）对汉唐时代方药有所发挥

王肯堂对汉唐医学的整理发挥，除继承和推崇张仲景学术之外，还对单味药物进行了整理与研究。为此，他广泛摘录《备急千金要方》《外台秘要》中的单方，进而探寻单味药的作用和用法。如：单百部一味，煎膏，可治久嗽不已、服药无效而无他症者；单牛膝一味，酒煮，可治淋（尤治血淋最佳），乃治淋要药。为验证单方的临床效果，王肯堂采用单方治疗某些病证。

案例：

一妇，面目周身，黄如染金，腹胀气促，始由果斋用仲景栀子柏皮汤治之，不应。余诊脉濡而沉，此属湿蕴日久，水窜腠理，未能外达，郁湿化热而发黄，投以茵陈蒿汤加栀、柏、大黄，以泄湿热，外用金鳞黑脊活鲫鱼七尾，剪鱼尾贴脐之四围，当脐勿贴，干则易之，未及四时，水由脐出，其黄渐退，如是旬日厥疾以瘳。

——《肯堂医论·杂记》。

王肯堂除研究单味药物的作用外，还研究药物的独特用法。他采用《肘后备急方》《备急千金要方》中有关捣汁生服的用药法，每用竹沥、荆沥、葛汁、梨汁、姜汁、乳汁，治中风偏枯而收奇功（详见本书"临证经验"部分）。王肯堂谓其"为其行经络、渗分肉，捷于汤散故也"（《杂病证治准绳·第一册·诸中门·中风》）。

（五）借鉴明代各家之学术经验

王肯堂不仅学习古代名家的不同学术特点，对生活在同一时期的同道中人也持有信任并肯定，抛弃门派之争，学习各家临证经验，与当时的诸多医士保持良好的个人交往。有医家认为，中医学发展至明代时，已深陷门户之蔽。不少医家沿金元之旧辙，以一家之言，斥他家之见。寒温水火各派，只尊崇认可各自的学术思想，不接受甚至贬低与己不同的观点。某些医家引阴阳、太极、卦爻之类为据，使当时医学的发展几乎抛弃了实践检验和真实求索的根基，过多朝向了空谈"形而上学"，视临床事实依据而不见。正如清代徐大椿所说："元时号称极盛，各立门庭，徒骋私见。迨乎有明，蹈袭元之绪余而已。"（《医学源流论》）医家在临证实践中，显现出各个门派自由发挥、脱离现实依据的"个性"。如依托于温补为法的汪石山，不论治疗外感、内伤，都离不开参、芪两味；朱丹溪之门徒，动辄以四物汤加知、柏统治诸劳损；张介宾、缪希雍等晚明医学大家，对医学发展贡献巨大，但也不免蒙上门户之嫌。如《四库全书提要》所言："（希雍）与介宾同时，介宾守法度，而希雍颇能变化；介宾尚温补，而希雍颇用寒凉，亦若易水、河间各为门径"，或"视缪希雍之徐派，虚实不问，但谈石膏之功；张介宾之末流，诊候未施，先定人参之见者"。

王肯堂乃当时一股学术清流，他清醒地认识到门户之偏对医学发展带来的危害。常熟缪希雍曾与王肯堂有过医学上的切磋，彼此敬服。如治疗吐血，当时医者或主寒凉，或主甘温。王肯堂广泛地采撷张仲景和不少名家之验，其中也包括缪希雍重视降气，即善用薏苡仁、麦冬、苏子、枇杷叶等独特见解。广览尚实的王肯堂，又持有自己的见地，与缪希雍之观点大体相同。他根据《千金翼方》所述"吐血百治不瘥，疗十十瘥，神验不传方，地黄汁、生大黄"的治法，指出其合宋人之法，强调止血应不留瘀。在治血的用药和炮制上，王肯堂提出了自己的看法："一应血上溢之证，苟非脾虚泄泻，羸瘦不禁者，皆当以大黄醋制，和生地黄汁，及桃仁泥、牡丹皮之属，引入血分，使血下行以转逆而为顺，此妙法也。"（《杂病证治准绳·第三册·诸血门·吐血》）此法较之缪希雍之法更切合临床实际，更能发挥临床治疗的最佳效果。再如，治脾胃虚弱，王肯堂以自身之例，称赞缪希雍的治法。其曰："余初识缪仲淳时，见袖中出弹丸咀嚼，问之，曰：此得之秘传，饥者服之即饱，饱者食之即饥。因疏其方，余大善之，而颇不信其消食之功，己于醉饱后顿服二丸，径投枕卧，夙兴了无停滞，始信此方之神也。"（《杂病证治类方·第五册·不能食》）。由此可见，王肯堂以博采折衷为宗，在吐血治疗上取缪希雍之经验而不囿于其说，更述李东垣论治脾胃内伤之学说、罗谦甫治饮食所伤之经验、许叔微下无火力及严用和补脾不如补肾等论，熔于一炉而为临床所用。

二、学术特色

　　王肯堂博采历代名家之临证经验，融会贯通，无所偏倚。可以说，中庸是王肯堂治学的重要特点。这种求学的态度和治学的精神，使王肯堂成为清代"折衷风气"之先导。当然，在博采众长的同时，王肯堂也有独特的经验和体会。

（一）明察先后，辨析虚实表里

　　王肯堂治疗疾病，注重审察病之先后、虚实、表里。

如治其师韩敬堂膈痛案：

"诊其脉洪大而涩。予用山栀仁、赤曲、通草、麦芽、香附、芎、归，煎汤，加姜汁、韭汁、童便、竹沥饮之而止"。另有一天，韩因"劳倦忍饥，痛大发"，其兄用二陈、平胃之属，竟痛如刀割。王氏曰："夫劳饿而发，饱逸则止，知其虚也。"投以十全大补汤，一剂而愈。

——《古今医案按·心脾痛》

由此案例可见，同一患膈痛者，发病时间不同则病机不同，治法亦不同，故当审时度势，因时制宜。先痛者乃瘀滞夹热所致，故化瘀血清郁热；后痛者乃因虚而发，故当先补益气血。

虚实不同，治法亦不同。如：关于本虚标实之噎膈，王肯堂指出："食物下咽，屈曲自膈而下，梗涩作微痛，多是瘀血，用前膏子药（按：即地黄、麦冬煎膏，入韭汁、乳汁等）润补之，后以代抵当丸行之。"（《杂病证治准绳·诸呕逆门·噎》）。

表里不同，病机迥异，治则亦不同。如"治一妇人，年五十，初患小便涩，医以八正散等剂，展转小便不通，身如芒刺加于体"（《杂病证治准绳·大小腑门·小便不通》）。王肯堂认为，此病由冒雨而起，四诊合参，观身如芒刺在体，断其"湿邪尚在表"。因湿邪郁滞于表，肺气失于宣降，水道不利，故小便不通。王肯堂遂以苍术为君，佐以附子，通过运用苦温、辛热之品发散在表之湿，使肺气得以正常宣发，故水道通利，一表得汗，小便即通，此乃"提壶揭盖"之妙，治表不治里而里病得愈。

（二）注重脾胃，权衡气机升降

脾胃位于中焦，乃气机升降之枢纽。王肯堂治疗内伤杂病，尤注重脾胃，明辨虚实，权衡气机升降，调节阴阳平衡。王肯堂深得金元四大家思想之奥义，汲取李东垣之升发清阳思想，常用升麻、柴胡、葛根等升发脾胃阳气以治疗疾病；加之张子和运用吐法调理气机，以达到阴阳升降平衡的观点。王肯堂不仅关注清阳的上升，也注重浊阴的下降，并且还将其推广到五官科疾病的治疗中。

王肯堂依据脾胃气机升降之理，治愈的疾病不在少数。例如，其母70余岁时患颊车痛，"每多言伤气，不寐伤神则大发，发之剧则上连头，下至喉内及牙龈，皆如针刺火灼，不可手触。乃至口不得开，言语饮食并废"。王肯堂根据"面痛皆属火，但暴痛多实、久痛多虚，不可专以苦寒泻火为事"的经验，考虑其母每当劳累与饥饿则痛甚、得卧与食则稍安的病况，判断此乃虚证之属；从开始所用清胃散、犀角升麻汤、人参白虎汤、羌活胜湿汤，加黄芩、甘草、桔梗等，改用为参、芪、术、升、柴益气补虚之属，另加归、芎活血养血通络，桔梗引药上行，稍佐芩、栀之清泻郁火之属；嘱其空腹时服，食远则服加减甘露饮。数剂后"痛消，始渐安"。其中，知母性寒，入阳经药，用治阳经独盛之火热，使其退就阴经；羌活、防风温燥，治阴经独盛之寒，使其退就阳经。"二经合和，则无阴阳交错之变"（《杂病证治准绳·诸痛门·面痛》）。又如，治马参政父之小便短涩，病患前期因服利药太过而损伤胃气，中气陷于下焦，遂致小便闭塞，涓滴难出。于是，王肯堂先用补中益气汤一服，调转气机，通利小便，继用补脾肾之剂治愈。

王肯堂运用阴阳升降之理，在选药和炮制上也有个人特点。在药味上，其用柴胡、升麻、葛根、羌活、防风、白芷、菊花、薄荷等轻清升散之药以升清阳；用知母、石膏、黄芩、猪胆汁、车前子、茯苓等苦寒沉降之药以降浊阴；另根据《伤寒论》，发挥猪苓淡渗之功而分利阴阳，使阴阳各归其位。在炮制上，王肯堂认为，生药气锐，熟药气钝，故对相同的药物采取不同的炮制工艺，将具有升发之性的生药炮制成熟药，则可具沉降之性，反之则使之持升发之性。同一药物生熟并用，用生药来升清阳，用熟药以降浊阴，便可发挥分利阴阳的作用。

最具有代表性、充分体现王肯堂"升清降浊"平衡气机升降思想的，是他治疗疟疾患者的案例。其中也充分发挥了他运用"生药"与"熟药"，升清降浊调气机而治愈疾病的特点。如《杂病证治准绳·疟》记载："校师蒋先生之内，患牝疟身痛，逾月不瘥，困甚。"《素问·疟论》："阳并于阴，则阴实而阳虚，阳明虚则寒栗鼓颔也。"王肯堂据此认为，疟疾中寒热交错，身寒是由于阳并于阴致阴阳交争而引起，即清阳下陷而行于阴分，清阳不升，浊阴不降，阴阳交错所致，其证并非真寒，故不宜用桂、附温之。治法上，"寒多者宜升其阳，使不并于阴则寒自已；热多者宜降其阴，使不并于阳而热自已；寒热交作者，一升一降而以渗利之药从中分之，使不交并"。其依据此理立方遣药，方用柴胡、葛根、升麻、羌活、防风等甘辛气清之药，升发阳气；用知母、石膏、黄芩，取其性寒、沉重而下行，引阴气降，使离于阳而不热；猪苓者，分利阴阳令不交并，阴阳不交并，则寒热不作。又，其外祖母患疟疾，时已 80 余岁。其舅父认为，年高不可用表（辛温散寒）药。王肯堂告之此病一剂可愈，舅父将信将疑。王肯堂用之，果一剂而愈。这一病例引起后世医家的重视，认为是王肯堂治疗医案中的经典，属调平升降之功。

王肯堂以柴胡、升麻、葛根、羌活、防风，补三阳之虚，即升清阳；以桃仁、红花引入阴分，使陷于阴分之清阳复行于阳分，"阳升则阴降"；以猪苓分隔之，使阳不复下陷于阴，故一剂病愈。再如，王肯堂在治疗 80 岁虞老太的夏疟时，根据虞老太年老正气不足，脾胃虚弱的特点：用柴胡、升麻、葛根、羌活、防风之辛甘气清之属，以升阳气，使离于阴而寒自已；以知母、石膏、黄芩之苦甘寒，引阴气之下降，使离于阳而热自已；以猪苓之淡渗分利阴阳，使不得并；穿山甲"穴山而居，遇水而入，则是出阴入阳，穿其经络于荣分，为之使药也"，以其"走窜搜疟，内化外解，使寒热得除"为引；和甘草。一剂而愈。

王肯堂在疟论中引用僧人继洪的观点"用药多一冷一热，半熟半生，分利阴阳",还提到李东垣的双解饮子。《局方》双解饮子（组成：肉豆蔻、草豆蔻各二枚，一枚用水和面裹煨，一枚生用。厚朴二寸，一半用姜汁浸炙，一半生用。甘草大者二两，一半炙用，一半生用。生姜二块，如枣大一块湿纸裹煨，一块生用），是生药升清阳、熟药降浊阴的代表方。此方以炮制后的熟药肉豆蔻、草豆蔻、厚朴、甘草、生姜升清阳，以未经炮制的生药肉豆蔻、草豆蔻、厚朴、甘草、生姜降浊阴，通过分利阴阳治疗疟疾。

王肯堂以"药兼之升降而用之者，盖欲升之必先降之而后得以升也，欲降之必先升之而后得以降也"之理，在临证中使用柴胡、升麻等升发之属的药物颇有心得。其谓"脾胃不足之证，须少用升麻，乃足阳明太阴引经之药也。使行阳道，自脾胃中右迁，少阳行春令，生万化之根蒂也。更少加柴胡，使诸经右迁，生发阴阳之气，以滋春之和气也"（《脾胃论·长夏湿热胃困尤甚用清暑益气汤论》）。王肯堂治病，除重视调理脾胃中焦之外，还注重发挥脾肾先后天之本的关系，注重补益脾肾。其曰："今人只知脾胃虚则当补，补之不应，则补其母，如是足矣，而不知更有妙处……而医家所以谓脾为太阴湿土，湿之一字，分明土全赖水为用也，故曰补脾必先补肾。至于肾精不足，则又须补之以味，故古人又谓补肾不若补脾。二言各有妙理，不可偏废也。"（《重订灵兰要览·卷上·脾胃》）

（三）用方之权，恒在天地运气

王肯堂认为，"用方之权，恒在天地运气"，临证用方之要，当法于天地运气。王肯堂有关《黄帝内经》运气学说之发微论，其主体内容载于《医学穷源集》，散在于《六科证治准绳》。

王肯堂不仅将运气学说用于对病证的分类，还注重将运气学说应用在病因、病机、脉证的分析上，从而指导临床辨证论治。如《疡医证治准绳》中，论述痈疽之源有五。其中首论外因，指出"外因者，运气痈疽有四"，包括火热助心为疮、寒邪伤心为疮疡、燥邪伤肝为疮疡和湿邪疮疡。火热助心为疮，可由"少阴所至为疮疡"，即少阴司天，也可由少阳司天而发，亦可发于太阳司天之初之气。寒邪伤心为疮疡，可发于"太阳司天之政"，或阳明司天之四之气。燥邪伤肝为疮疡，发于木运不及，燥乃大行之年，该年四运为"上商与正商同"，因此"邪伤肝也"。同时，阳明司天之岁，亦病本于肝。湿邪疮疡，则是由于"太阴司天"或"太阴之胜，火气内郁"所致。中医诊治疾病讲究辨证论治，对不同的病人在不同的时间、不同疾病阶段采取不同的治疗方法，根据不同治法选方用药，往往能够取得立竿见影的效果。但是临床也会出现这样的问题，即运用一般的常规中医理论指导选方进行治疗，有时达不到预期的效果。遇到这种情况如何解决？王肯堂认为，这种情况有可能是医者未运用五运六气理论进行诊疗，如能将五运六气理论用于指导临床治疗，则能提高治疗效果。

如《医学穷源集》中记载，癸丑年清明后六天，"邓翁，六二，腹痛烦渴，泻痢不止，医以胃苓汤治之，不效"。胃苓汤的功用是祛湿和胃、行气利水，主治夏与秋之间脾胃受寒、水谷不分、泄泻不止。但当时是癸丑年清明后六天，其五运六气是岁运少徵火，主运少徵火，客运太宫土，主气少阴火，客气少阴火，司天太阳土，"水兼火化"年，火弱水强金强，应以生火助火为主要任务，但胃苓汤的功用是祛湿、利水，也就是减水之力，虽可把强水减弱，但并无生火助火的功用，再加上和胃等于补土，不但不能生火助火反而会泻火，因为火生土。这便是未能掌握当时五运六气的重点，要生火助火，不可泻火。胃苓汤本可用来治夏秋之间脾胃伤冷、水谷不分、泄泻不止之症，但因其不符合五运六气理论的诊断法则，故不效。王肯堂强调"此等毫厘千里之别，学者不可不详审"（《医学穷源集》）。

（四）吐血三要，见血而不治血

王肯堂在《疡医证治准绳》中，引明代刘宗厚"损伤一证专从血论"

的论点，并阐发道："但须分其有瘀血停积，而亡血过多之证……二者不可同法而治。有瘀血者，宜攻利之，若亡血者，兼补而行之。又察其所伤，有上下轻重浅深之异，经络气血多少之殊。"他认为"唯宜先逐瘀血，通经络、和血止痛，然后调气养血，补益胃气无不效也"。脾胃为后天之本，脾胃虚弱，气血乏源，脏腑、四肢、百骸则无以滋养。故其强调脾胃在治疗疾病中的重要性，突出脾胃与血证之间的密切关系。因此，王肯堂提出，在疾病的早、中、后期治疗上，应分别遵循攻、和、补三法循序之。清代吴谦等编著的《医宗金鉴·正骨心法要旨》总论中，也收录了这一观点。

就王肯堂的"血论"而言，其中最突出的特点是（治）"吐血三要法"，体现"见血休治血"，注重调节气机升降出入正常的整体观。

王肯堂的著作中，凡采撷其他医家之说，均注明出处，从不掠人之美，以误导后学。即使是自己误治的教训，或者自己疑惑不解之处，他亦毫不掩饰地记载下来，以告诫后学。如王肯堂所谓"见血不治血、不止血"的观点，有一个故事，在《杂病证治准绳》和《灵兰要览》中均有记载。起初，王肯堂在治疗血溢、血泄时，均用桃仁、大黄等行血破瘀之剂，先折其锐气，而后区别治之，疗效不错。但王肯堂承认，不明其中之道理所在。后来，王肯堂在四明遇到朋友苏伊举，苏氏告知当地有个名医也用此法治疗血证，有人询问："失血复下，虚何以当？"则曰："血既妄行，迷失故道，不去蓄积，则以妄为常，易以洁之！且去者自去，生者自生，何虚之有。"听到这番转述，王肯堂茅塞顿开，惊叹道："余闻之愕然曰：名言也，昔之疑，今而后释之矣。"这为其后来治血"宜行血不宜止血"的观点，提供了重要的依据。

王肯堂从病因、病机到治则，充分认识到治疗吐血需要认清三点：其一，"宜降气，不宜降火"；其二，"宜行血，不宜止血"；其三，"宜补肝，不宜伐肝"。王肯堂认识到吐血一证原因虽多，但不外乎气逆火升，伤于阳络；气逆血亦逆，火升血外溢，即所谓"火载血升"。因此，王肯堂指出治血之道："宜降气，不宜降火。"气有余便是火，气降则火无所附，其火亦自降。气为血之帅，气降则血无上，吐血自然可止。临床上，一般医者见到吐血，只想到血热，热迫血行，而出血吐血则用寒凉药清热凉血而治之。对于因气逆而血逆上行出血者，若用苦寒之药不仅会导致血凝，而且会伤及脾胃枢机；脾无力统血，造成血不归经，会加重出血。用王肯堂的降气法，一无苦寒伤脾胃之虞，二又显调顺中焦气机之功，方为良策。

王肯堂认为，吐血的病机乃血瘀使血不循经，随气逆而行于上，因此须活血行血，去菀陈莝，推陈以出新；瘀血去则血宁，血则循经而不外溢。此有"通因通用"之妙理，活血而止血。若不审明病机，盲目见血止血，则瘀血不能去，恐更生瘀积，更使血不归经，行于脉外而加重出血。吐血者处于失血状态。肝藏血，此时血不止，肝失于藏血，加之肝体阴，宜滋养而不宜过度截伐。因此需要濡养肝阴，以恢复肝藏血之功能，则血不外溢，吐血可止，即所谓"宜补肝，不宜伐肝"。王肯堂治血证之道，对后人治血证亦多有启发。

（五）脏腑辨证，证候分类精细

王肯堂在《杂病证治准绳》中对脏腑辨证十分重视，运用广泛且分析精细；既总结先贤论萃，加以融会贯通；又有延伸与发挥，其中多有新的见解。《杂病证治准绳》中记载病证 150 种，相关辨证内容详尽而丰富。书中所及单一脏腑辨证之证候类型 87 种，脏腑兼病证候类型 50 种。王肯堂以脏病辨证为主体，兼及腑病和脏腑兼病，体现出其坚持以五脏为中心的学术思想。

王肯堂对脏腑辨证的分型极为精细。如：在与肝有关辨证中，即包含肝中寒、肝热、饮冷伤肝、肝水、肝积、肝不藏血、湿在肝经、肝阴虚、肝经停饮、肝气上逆、肝著、肝实证、肝气不足、肝火盛、肝虚寒、肝血虚、肝经虚热、肝经风热、毒在肝、肝经湿热20种。再如，与肾相关的证候有肾虚、肾中寒、饮冷伤肾、肾精虚、肾热、湿邪伤肾、肾阴虚、肾积、肾不纳气、肾火上炎、肾气上攻、风伤肾、风湿客肾、毒在肾、肾虚寒15种。脏腑兼证亦多达50种，如脾胃气虚、脾胃虚寒、脾胃不和、湿困脾胃、脾胃阳虚、肝肾不足、肝肾虚热、肝肾虚寒、肝肾阴虚、肝肾伏热、脾肺气虚、脾肺气热、脾肺虚热、脾湿伤肾、心肺实热、心肺不足、心肾不交、心火及肾、肝气犯肺、肝火克脾、肝脾血虚、肝脾郁滞、肠胃气虚、肠胃虚热、肠胃热毒、肠胃湿毒、风入肠胃、暑入肠胃、胆涎沃心、心胆虚、肺胃虚热、心脾壅滞等；还包括现逐渐被后世忽视的：脾胃风痰、脾肾虚热、饮停肝胆、心肝气热、心肝虚热、肝肾气虚、脾肺阳虚、脾肺气燥、脾肾气血俱虚、心肝风热、心肝气虚、肺火及肝等证候类型。

金元时期，脾胃学说就已具有重要的影响。王肯堂在脏腑辨证中，同样非常重视中焦枢机的重要性。《杂病证治准绳》中与脾有关的证候有12种，与胃相关的证候有12种，脾胃兼病证候9种，居脏腑辨证之首，反映出王肯堂对脾胃病辨证的重视。

（六）临床用药，明辨病证虚实

王肯堂辨证重视虚实之分，以此作为用药之依据。如治其师韩敬堂之膈痛时，诊其脉洪大而涩，即用山栀、香附、通草、芎、归等药而痛止；而忽有一日韩敬堂因忍饥劳倦而膈痛大发作，他医投以二陈、平胃之剂竟痛剧如刀割；王肯堂则鉴于其"夫劳饿而发，饱逸则止，知其虚也。饮以十全大补汤，一剂而痛止"（《杂病证治准绳·诸痛门·心痛胃脘痛》）。治疗同一患者之痛，明辨虚实而用药，故取得良好疗效。

（七）博采众说，谨守中庸之道

中医学发展至明代时，医家在学术上见仁见智，其中也有陷于门户之见者。王肯堂则清醒地认识到门户之偏对医学发展带来的危害。其著书是为了能让后世医家继承和发扬医学思想，能让秘方流传于世，造福百姓。王肯堂从医期间，乡里有难治的疾病，别的医生无以医治的，总会上门向他求方。后来其索性著书，"则将治病救人之方传于天下万世耶"。

王肯堂博采众家之长，融会贯通，恪守中庸之道。中庸是王肯堂治学、从医的突出特点；在博采众长的同时，王肯堂也有独特的理论见解和诊治经验。王肯堂历时 30 余年，发轫于《黄帝内经》，秉承张仲景学术，研读《诸病源候论》《千金翼方》《外台秘要》《太平惠民和剂局方》等所载方药及诸法之用，采纳王冰、钱乙、陈言、陈自明、许叔微、严用和、朱肱、张洁古、刘河间、王好古、李东垣、张从正、朱丹溪、罗谦甫、王履、王硕、虞抟、薛己等历代名家的实用学验，乃至"继亡救绝"，集百家之大成，不偏不倚，回归本真，编纂《证治准绳》，以造福于百姓，供后世参考。《四库全书提要》对《证治准绳》评价说："其书采摭繁富，而参验脉证，辨别异同，条理分明，具有端委，故博而不杂，详而有要，于寒温攻补，无所偏主。"王肯堂汲取历代名家之学术观点、临证经验，融会贯通，无所偏倚。这种求学态度、治学精神，使其成为明代"折衷风气"之先导。

王肯堂和李中梓都是明代的著名医学家，王肯堂比李中梓年长一些，两人私交极好。王肯堂 80 岁时，曾患脾泻，自治不愈。一般医生都认定他高年脾肾虚寒，主用大剂滋补，结果病势越来越重。后来，请李中梓予以治疗。李中梓认为，其体丰肥而多痰，故愈补愈滞，因此需用迅利荡涤之品。李中梓担心王肯堂有恐于峻下之剂，而王肯堂见状说道："当世知医，惟我二人，君定方，我服药，又何疑？"（《对山医话·补编·李中梓》）。于是，李中梓给王肯堂一味巴豆霜，服后泻下痰涎数升，腹泻即止。由此可见王肯堂对同道中人的肯定与信任，体现了他的大度和谦逊的品质。

王肯堂与缪希雍亦为好友，虽然王肯堂年长于缪希雍几岁，但丝毫没有隐藏其对缪希雍之学术的赞赏，经常思考和吸收缪希雍的医学思想。如治疗吐血，当时医者或主寒凉，或主甘温。王肯堂广泛采撷张仲景和不少名家之治验，其中也包括缪希雍重视降气，善用薏苡仁、麦冬、苏子、枇杷叶等的独特见解。广览尚实的王肯堂也持有自己的见地，与缪希雍治吐血的思路不尽相同。他认可《千金翼方》卷十八吐血第四中所载"吐血百治不瘥，疗十十瘥，神验不传方，地黄汁、生大黄"，认为方又合宋人法，强调止血应不留瘀。其在治血用药和炮制上，也提出了自己的看法："一应血上溢之证，苟非脾虚泄泻，赢瘦不禁者，皆当以大黄醋制，和生地黄汁，及桃仁泥、牡丹皮之属，引入血分，使血下行以转逆而为顺，此妙法也。"（《证治准绳·吐血》）此法较之缪希雍之法更贴近临证，更能发挥临床最佳效果，对后世医家如张璐、叶天士、唐宗海等，都有一定的影响。

对于火证，当时医家或泥于李东垣思想而主张甘温除热，或沿袭朱丹溪思想而滥用滋阴泻火。王肯堂则主张，"除热泻火，非甘寒不可；以苦寒泻火，非徒无益，而反害之广"（《证治准绳·寒热门》）。这一观点与缪希雍看法一致。如缪希雍在《先醒斋医学广笔记》指出："法当用甘寒，不当用苦寒。"在王肯堂、缪希雍的大力倡导下，清热大法由元末的崇尚苦寒，逐渐演变为明末的甘寒。甘寒之法的使用，对温病学派多有启迪。

王肯堂治学，秉持中庸之道，是其突出特点，对医者来说尤为难能可贵。王肯堂虽重视李东垣、薛己补益脾胃之说，但对刘完素的火热论、张子和的攻邪学说，也并不偏废。如《杂病证治类方·痰饮》，记载刘完素所制舟车神佑丸（甘遂、芫花、大戟、大黄、黑牵牛、青陈皮、木香、槟榔、轻粉），主治"一切水湿为病……如中满腹胀、喘嗽淋闭、水气蛊肿、留饮癖积，气血壅滞，不得宣通……皆令按法治之，病去如扫，故贾同知称为神仙之奇药也……予每亲制用之，若合符节，然又随人强弱，当依河间渐次进服，强实之人，依戴人治法行之，神效"。

对于痰饮、积聚诸病，当时医者每以扶正补养为治。王肯堂则不能苟同，明确指出："世俗不详《内经》所言留者攻之，但执补燥之剂，怫郁转加，而病愈甚也，法当求病之所在而为施治，泻实补虚，除邪养正，以平为期而已。"(《杂病证治类方·卷二·痰饮》)又曰："世俗阁以治体，一概卤莽，有当下而非其药，终致委顿而已。岂知巴豆可以下寒，甘遂、芫花可以下湿，大黄、芒硝可以下燥，如是分经下药，兼食疗之，非守一方，求其备也。"(《杂病证治类方·卷二·痰饮》)他主张以创制的大圣浚川散（大黄、牵牛、郁李仁、木香、芒硝、甘遂）荡涤之。其在《杂病证治类方·卷二·痰饮》中，引用张子和的观点："养生与攻邪，本自不同。除病当用药攻，养生当论食补，今人以补剂疗病，宜乎不效，是难言也。"(《儒门事亲·卷二·推原补法利害非轻说》)

　　在滋补之风盛行的明代，王肯堂仍能本于《黄帝内经》理论，秉承张仲景学术，汲取刘河间、张子和的学术精粹，强调祛邪即所以安正之理，总结攻法的原理和妥善运用，这是非常难能可贵的。王肯堂以临床实际疗效为依据、集众家之所长、不偏不倚的治学精神，值得医家学习和发扬。

（八）基于实践，创新治疗观念

　　王肯堂认为，四物汤中的地黄"乃通肾经之药也"，又言"脐下痛，非此不能除"，这与当时医界普遍所持地黄滋腻的观点恰恰相反。王肯堂的见解实源于《神农本草经》原论之义和临床实践体会。《神农本草经》谓"（地黄）逐血痹……除寒热、积聚、除痹"。其后，《名医别录》认为"（地黄）利大小肠，去胃中宿食"。两书均侧重阐明地黄可祛邪化积滞。因此，《备急千金要方》常用地黄合生姜祛积聚。宋代许叔微用其"治妇人荣卫不通，经脉不调，腹中撮痛，气多血少，结聚为瘕"(《普济本事方》)。清代叶天士，循王肯堂之余绪，以交加散治疗络病。此方乃王肯堂临证经验的总结与发挥。王肯堂还阐述黑地黄丸（出自《病机气宜保命集》，由熟地黄、苍术、五味子、干姜组成）之精妙，指出"脾胃不足，房事虚损，形瘦无力，面多青黄，而无常色。此补气益胃之剂也"(《杂病证治类方·虚劳》)。其将黑地黄丸作为补气益胃之剂来认识和使用，与张介宾的熟地黄补土"厚肠胃"之论，可谓异曲同工。

此外，王肯堂在外科方面也"集先代名医方论，融以独得"，撰成《疡医准绳》6卷；在妇科方面则以陈自明《妇人良方大全》为宗，并"采摭诸家之善，附以家传验方"，编成《女科证治准绳》5卷。

王肯堂虽然颇为推崇薛己之学，但针对其门户之见，仍指出"第陈氏所葺多上古专科禁方，具有源流本末，不可昧也；而薛氏一切以己意芟除变乱，使古方自此湮没。余重惜之"(《女科证治准绳·自序》)，体现出王肯堂务求折衷的治学宗旨。

总而言之，王肯堂治学与临证，不拘泥前人之说，亦不囿于门户之见，能够独立思考，实事求是地认识问题，体现"中庸之道"和严谨的治学态度。

王肯堂

临证经验

一、病证诊治 🦩

（一）胃脘痛

1.概述

王肯堂在《杂病证治准绳·诸痛门·心痛胃脘痛》中，首先强调了胃脘痛不同于心痛，并从疼痛的性质和兼症方面，描述了胃脘痛与心痛、真心痛的区别。其后总结了历代医家对胃脘痛的认识，认为邪气直接犯胃或他脏功能失和影响胃均可导致胃脘痛的发生。其病位在胃，临证有寒、热、虚、实的不同。

2.病因病机

王肯堂认为，胃脘痛可因多种因素所致，但归纳起来均与气机逆乱有关。他强调胃居于人体中焦，禀冲和之气，多气多血，五脏六腑、十二经脉皆受气于此。"以足之六经，自下而上，凡壮则气行而已，胃脘弱则着而成病。"（《杂病证治准绳·诸痛门·心痛胃脘痛》）同时，由于气机升降失常，易变生寒热，寒热内生，饮食、水液运行不畅，与气相搏而为痛。

（1）气机失和是首要因素

肝木乘脾导致的气机失和是胃脘痛发生的首要因素。肝气不舒，中焦气机失调，故出现胃脘胀痛，同时可见"上肢两胁里急，饮食不下"。此外，肾气上逆，上犯中焦，气机失和，亦可见胃脘痛。如《杂病证治准绳·诸痛门·心痛胃脘痛》所言："肾气上逆者次之，逆则寒厥，入胃亦痛。"

（2）虚实寒热皆可致病

寒、热、虚、实皆可导致胃脘痛的发生，兼症各有不同。邪热犯胃致痛，兼见身热足寒痛，甚则烦躁而吐，额自汗出，脉浮大而洪；因情志、饮食等引发胃脘痛者，发病较为突然，兼有大便不通，心胸高起，按之愈痛，不能饮食；阳虚寒凝所致者，见手足厥逆而通身冷汗出，便溺清利，或大便利而不渴，气微力弱；外吸凉风，内食冷物，寒气客于肠胃所致者，疼痛较为剧烈且发病突然。

3. 辨证施治

（1）寒热虚实有别，治则治法不同

王肯堂针对胃脘痛病证特点提出相应的治则治法：热厥心痛（胃脘痛），烦躁而吐，脉浮大而洪者，当表里两清，既要解表散邪，又要引热下行；因情志、饮食等实邪所致，大便秘结，胃痛剧按，不能饮食者，当疏利兼备；阳虚寒厥，手足厥逆而通身冷汗出，便溺清利，或大便利而不渴，气微力弱者，当温散或温利之；阳虚日久成郁，郁而化热者，要补泻兼备，清温并用。

（2）辨证用药特点

《杂病证治准绳·诸痛门·心痛胃脘痛》中总结了胃脘痛的常用方剂。

王肯堂参考朱震亨经验，提出：寒厥者服金铃子散则愈；情志郁滞所致者，"急以煮黄丸利之"；阳虚寒凝，术附汤温之，兼有外感寒邪者，配伍麻黄桂枝汤；外吸凉风，内食冷物，寒气客于肠胃之间，则猝然而痛者，可用扶阳助胃汤。

王肯堂参考《金匮要略》，指出张仲景治疗胃脘痛的方剂大多为温散之剂，有寒结而痛者宜之。如心胸中大寒痛，呕不能饮食，腹中寒，大建中汤主之。"按之心下满痛者，此为实也"，治当下之，宜大柴胡汤。凡脉坚实，不大便，腹满不可按，可与大承气汤合用。

虫积所致的胃脘痛，患者面部常见白斑，唇红能食，或食即痛，或痛后便能饮食，或口中沫出，治疗可先以鸡肉汁及糖蜜饮之，再用集效丸，或万应丸、剪红丸之类下之。若因蛔作痛，可饮汤引，引蛔动，蛔动则令人恶心而吐，用川椒十数粒煎汤，下乌梅丸。

对于胃脘素有顽积，如酒积、食积、痰积之人，一遇触犯，便作疼痛者，若兼夹风寒，选参苏饮加生姜、葱白；兼情志不舒者，选二陈汤加青皮、香附、姜汁、炒黄连；兼夹饮食积滞，选二陈汤加炒山栀、神曲、草果、山楂；兼夹火热者，选二陈汤加枳实、厚朴、姜汁炒黄连、山栀。

（3）与心痛、真心痛的鉴别

因胃脘所居心下，与心位置相近，王肯堂在论述胃脘痛时特别强调了胃脘痛与心痛、真心痛之间的区别。

临床可通过疼痛的性质和兼症，鉴别胃脘痛、心痛和真心痛。如："惟平素原无心痛之疾，卒然大痛无声。面青气冷，咬牙噤齿，手足冰冷者，乃真心痛也。"（《杂病证治准绳·诸痛门·心痛胃脘痛》）若疼痛兼有痰，自觉恶心，痰吐即宽者，是心包络痛；若疼痛兼有饱腹感、嗳气频频、饥饿时疼痛减轻，是胃脘痛。因胃脘居于心下，应心而痛，故胃脘痛可引起心痛。两者在疼痛部位上有联系，在导致疼痛的原因上有区别。

王肯堂特别强调"心之藏君火也，是神灵之舍，与手少阴之正经，邪皆不得而伤。其受伤者，乃手心主包络也，如包络引邪入于心之正经脏而痛者，则谓之真心痛"，指出胸痹心痛较胃脘痛病情重，预后差。其称胸痹心痛"必死，不可治"。两者在鉴别时，还可从发病诱因上考虑。胸痹心痛往往与情志因素有关，因为"心统性情，始由怵惕思虑则伤神，神伤脏乃应而心虚矣"（《杂病证治准绳·诸痛门·心痛胃脘痛》）。

案例1

一妇春末心脾疼，自言腹胀满，手足寒时，膝须绵裹火烘，胸畏热，喜掀露风凉，脉沉细涩，稍重则绝，轻似弦而短，渴喜热饮，不食。以草豆蔻仁三倍，加黄连、滑石、神曲为丸。以白术为君，茯苓为佐，陈皮为使，作汤下百丸，至二斤而安。

——《杂病证治准绳·诸痛门·心痛胃脘痛》

案例 2

一妇形瘦色嫩味厚，幼时曾以火烘湿鞋，湿气上袭，致吐清水吞酸，服丁香热药，时作时止，至是心疼，有痞块、略吐食，脉皆微弦，重似涩，轻稍和。与左金丸三四十粒，姜汤下三十余次，食不进。予曰：结已开矣，且止药。或思饮，与水，间与青绿丸，脉弦渐添。与人参、酒芍药引金泻木，渐思食。若大便秘，以生芍药、陈皮、桃仁、人参为丸与之，又以蜜导，便通食进。

——《杂病证治准绳·诸痛门·心痛胃脘痛》

（二）咳嗽

1. 概述

王肯堂在《杂病证治准绳·咳嗽》中阐述了咳嗽的概念，分析了咳与嗽的区别，如"咳谓无痰而有声，肺气伤而不清也。嗽谓无声而有痰，脾湿动而为痰也。咳嗽是有痰而有声，盖因伤于肺气而咳，动于脾湿，因咳而为嗽也"。在病因方面，他认为外感、内伤均可导致咳嗽的发生，病因病机不同，临床表现有别；临床治疗咳嗽应根据脉象、兼症和发病季节，确定相应治法。王肯堂总结了前人经验，阐明了自己的见解。

2. 病因病机

王肯堂认为咳嗽的发生与内外因均有关。《杂病证治准绳·诸气门·咳嗽》说："咳嗽为病，有自外而入者，有自内而发者，风寒暑湿，外也。七情饥饱，内也。"强调外邪多为风寒暑湿之邪，自皮毛而入，内伤于脏腑；伤于皮毛必伤于肺，发为咳嗽；内伤多为七情饮食所伤，内生之邪其气上逆，上犯于肺而发为咳嗽。

3.辨证施治

（1）根据脉象、兼症，确定具体治法

王肯堂强调，临床治疗咳嗽根据脉象可审证求因，确定治法。"肺脉浮为风邪所客，以发散取之。肺脉实为气壅内热，以清利行之。脉濡散为肺虚，以补肺安之。"若患者久嗽，伴有泄泻，饮食不进，可致肺胃俱寒；治法当温中助胃，加和平治嗽之药。

（2）详辨病因，分类诊治

①外感六淫致咳，治疗当发散为主

王肯堂认为，外邪所致咳嗽，需根据六淫邪气的特点选方用药。他指出，咳嗽若因外来邪气所致，止咳当发散，但还需分清寒热虚实，并引宋代杨士瀛《仁斋直指方》所云："感风者鼻塞声重，伤冷者凄清怯寒，夹热为焦烦，受湿为缠滞，瘀血则膈间腥闷，停水则心下怔忪，或实或虚，痰之黄白，唾之稀稠，从可知也。"

王肯堂总结感受六淫邪气的证候表现及方药，如：

感受风邪而致咳嗽者，可见"恶风自汗，或身体发热，或鼻流清涕，其脉浮"，治疗时选用"桂枝汤加防风、杏仁、前胡、细辛"。

感受寒邪而致咳嗽者，可见"恶寒发热无汗，鼻流清涕，其脉紧"，治疗时选用"杏子汤去干姜、五味，加紫苏、干葛"，或"二陈加紫苏、葛根、杏仁、桔梗"。暴感风寒，不恶寒发热，只是咳嗽鼻塞声重者，可用"宁嗽化痰汤"。

感受湿邪而致咳嗽者，多因冒雨露，或浴后不解湿衣而致，可见"身体痛重，或有汗，或小便不利"，治疗时宜用白术酒。

感受热邪而致咳嗽者，可见"咽喉干痛，鼻出热气，其痰嗽而难出，色黄且浓，或带血缕，或出血腥臭，或坚如蛎肉"，治疗时选用"金沸草

散，去麻黄、半夏，加薄荷、枇杷叶、五味、杏仁、桑白皮、贝母、茯苓、桔梗，入枣子一个同煎"。若伏热在上焦心肺，且用以上诸药无效，可选用"竹叶石膏汤，去竹叶，入粳米，少加知母，多服五味、杏仁、枇杷叶"。

王肯堂还强调指出，若因"增减衣裳，寒热俱感，遇乍寒亦嗽，乍热亦嗽，饮热亦嗽，饮冷亦嗽"，治疗时可选用"金沸草散、消风散各一帖和煎"，或"款冬花散，以薄荷代麻黄"，或"二母散"，并"以辰砂化痰丸、八风丹吞化"。

②内因七情致咳，治以顺气下痰

王肯堂指出，咳嗽若内因七情，则"随其部经，在与气口脉相应，当以顺气为先，下痰次之"。有停饮而咳，又须消化之方，不可用乌梅、罂粟酸涩之药。其寒邪未除，亦不可便用补药。尤忌忧思过度，房室劳伤，遂成瘵疾，宜养脾生肺也。治疗选用"四七汤"，加"杏仁、五味子、桑白皮、人参、阿胶、麦门冬、枇杷叶各一钱"。有饮冷而伤肺致嗽，俗谓之凑肺，宜紫菀饮。

③饮食、劳逸致咳，治以疏肝降肺

王肯堂认为，引发咳嗽的病因，除六淫、内伤七情外，还有饮食劳逸。他指出"有嗽吐痰与食俱出者，此盖饮食失节"，而引起肝气不舒，肺气不降，治疗选用"二陈汤加木香、杏仁、细辛、枳壳各半钱"。若"食积痰嗽发热，二陈汤加瓜蒌、莱菔子、山楂、枳实、曲蘖"。

王肯堂参考朱丹溪学说，治疗饮酒伤肺之痰咳，提出用"竹沥煎入韭汁，就吞瓜蒌、杏仁、青黛、黄连丸"。若恐太寒，闭遏热气，可先辛散而后以酸收之，后与五苓甘露，胜湿祛痰之剂。

王肯堂认为，咳嗽日久而患劳疾，病劳日久也可致咳，可见"寒热往来，或独热无寒，咽干嗌痛，精神疲极，所嗽之痰，或浓或淡，或时有血，腥臭异常，语声不出者"，治疗可用薏苡仁五钱，桑白皮、麦冬各三钱，白石英二钱，人参、五味子、款冬花、紫菀、杏仁、贝母、阿胶、百合、桔梗、秦艽、枇杷叶各一钱，姜、枣、粳米同煎，去渣调钟乳粉，亦可用"蛤蚧散，或保和汤、知母茯苓汤、紫菀散、宁嗽汤"。

（3）根据发病季节不同，分时而治

王肯堂认为，季节不同，所感外邪亦有不同；病因不同，证候不同，治法有别，还引用薛己所言加以阐述。

①春月咳嗽

王肯堂引用薛己所云："春月风寒所伤，咳嗽声重，头疼，用金沸草散。"若"咳嗽声重，身热头痛"，可用消风散。若兼肺气虚，治法当解表兼实肺气。若见肺有火，治宜解表兼清肺火，邪退即止。若见小便短少，皮肤渐肿，咳嗽日增者，"宜用六君子汤以补脾肺，六味丸以滋肾水"。

②夏月咳嗽

王肯堂参考薛己所云："夏月喘急而嗽，面赤潮热，其脉洪大者，黄连解毒汤。""热躁而咳，栀子汤。咳唾有血，麦门冬汤。"因壮水之主可制阳光，故可服用六味地黄丸，以保肺金。

③秋月咳嗽

王肯堂引用薛己所云："秋月咳而身热自汗，口干便赤，脉虚而洪者，白虎汤。""身热而烦，气高而短，心下痞满，四肢困倦，精神短少者，香薷饮。"若外邪已去，需注重补气，"宜用补中益气汤，加干山药、五味子以养元气，柴胡、升麻各二分以升生气"。

④冬月咳嗽

王肯堂参考薛己所云："冬月风寒外感，形气病气俱实者，宜华盖散、加减麻黄汤。"对于"形气病气俱虚者"，若"专于解表，则肺气益虚，腠理益疏，外邪乘虚易入，而其病愈难治矣"，故以补其元气为要，辅以解表。

王肯堂引《活法机要》所云：夏月嗽而发热者，谓之热痰嗽，小柴胡汤四两，加石膏一两、知母半两用之。冬月嗽而寒热者，谓之寒嗽，小青龙加杏仁服之。他认为不同季节感邪不同，选方用药不同。

（4）根据不同病位，分脏施治

王肯堂认为"脏腑皆有咳嗽"，病位在不同脏腑，咳嗽的证候特点也不同，治法各异。《杂病证治准绳·诸气门·咳嗽》说："肺咳之状，咳而喘息有音，甚则唾血，麻黄汤。心咳之状，咳则心痛，喉中介介如梗状，甚则咽肿喉痹，桔梗汤。肝咳之状，咳而两胁下痛，甚则不可以转，转则两胠下满，小柴胡汤。"又说："脾咳之状，咳则右胁下痛，阴阴引肩背，甚则不可以动，动则咳剧，升麻汤。肾咳之状，咳则腰背相引而痛，甚则咳涎，麻黄附子细辛汤。五脏之久嗽，乃移于六腑，脾咳不已，则胃受之，胃咳之状，咳而呕，呕甚则长虫出，乌梅丸。肝咳不已，则胆受之，胆咳之状，咳呕胆汁，黄芩加半夏生姜汤。"王肯堂以上所论，也是对《黄帝内经》所述"五脏六腑皆令人咳，非独肺也"的阐述及印证。

案例1

男子五十岁，旧年因暑月入冷水作劳患疟，后得痰嗽，次年夏末得弦脉而左手虚，叩之必汗少而有痰，身时时发热，痰如稠黄胶，与下项方药，仍灸大椎、风门、肺俞五处。半夏一两，白术七钱，茯苓六钱，黄芩、陈皮、桔梗、枳壳、石膏（煅）各半两，僵蚕（炒）二钱半，五味子一钱半。上用神曲糊丸，姜汤下三十丸。先与三拗汤加黄芩、白术二帖，夜与小胃丹十丸，以搅其痰。

——《杂病证治类方·第二册·咳嗽》

案例2

一中年妇人干咳，寸脉滑动似豆状，余皆散大不浮，左大于右，每五更心躁热有汗，但怒气则甚，与桔梗不开，诸药不效，遂以石膏、香附为君, 芩、连、青黛、门冬、瓜蒌、陈皮、炒柏、归、桔为臣, 五味、砂仁、川芎、紫菀佐之, 凡二十余帖而安。

——《杂病证治类方·第二册·咳嗽》

(三) 癫狂痫

1. 概述

《杂病证治准绳·神志门》中阐释了神志病之癫狂痫论治, 概括了癫狂痫的证候特点及其鉴别。癫病"俗谓之失心风", 狂病的产生多与"阳气暴折"有关, 痫病因"热甚而风燥为其兼化, 涎溢胸膈, 燥烁而瘛疭, 昏冒、僵仆也"。《杂病证治准绳·神志门·癫》《杂病证治准绳·神志门·狂》《杂病证治准绳·神志门·痫》从癫、狂、痫各自的特点, 对其病因病机及治法进行了系统阐释。

2. 病因病机

癫狂痫虽为一门, 但形证有别, 王肯堂总结诸多学者的认识, 分别阐释了癫、狂、痫之病因病机。

(1) 癫病的主要病因为情志不遂

王肯堂认为, 癫病"俗谓之失心风"多因"抑郁不遂, 佗傺无聊而成", 可见癫病多见于郁闷之人, 情志不遂是其主要病因。症见精神恍惚、言语错乱、喜怒不常等。

(2) 狂病的产生多与"阳气暴折"有关

王肯堂总结《内经》之学术思想, 强调狂病的产生多与"阳气暴折"有关。由于阳气怫郁, 不得疏越, 少阳胆木夹三焦相火、太阳阴火上逆, 故使人易怒如狂。四肢乃诸阳之本, "阳盛则四肢实, 实则能登高", 热盛于身, 故弃衣而走, 阳盛则使人妄言骂詈, 不避亲疏, 而不欲食, "不欲食, 故妄走也"。

（3）外感、内伤均可导致痫病的发生

王肯堂总结刘完素的思想观点，认为痫病因"热甚而风燥为其兼化，涎溢胸膈，燥烁而瘈疭昏冒、僵仆也"；总结陈无择的观点，认为"以惊动脏气不平，郁而生涎，闭塞诸经，厥而乃成"，或在"母腹中受惊，或感六气，或饮食不节，逆于脏气而成"。他强调痫病的产生跟外邪、惊恐情志、饮食不节均有密切联系。

（4）从"五癫之说""五脏之癫"分析癫病病因病机

在癫病的病机方面，王肯堂结合《诸病源候论》及钱乙的观点，从"五癫之说""五脏之癫"角度进行了分析。

①五癫之说

王肯堂参考隋代巢元方《诸病源候论》，从五癫分析癫病的病因病机，指出五癫者为"阳癫、阴癫、风癫、湿癫、马癫"。阳癫，发作之时，状如死人，可见遗尿，"食顷乃解"；阴癫，多因婴幼儿，脐疮未愈，却数次洗浴，因此得之；风癫，发时"眼目相引，牵纵反僵，羊鸣，食顷乃解"，多由汗出当风，或房事过度，或醉饮，"令心意逼迫，短气脉悸得之"；湿癫，可见"眉头痛，身重"，是因"坐热沐头，湿结，脑沸未止得之"；马癫，发作时，"反目口噤，手足相引，身体皆热。诊其脉"。

②五脏之癫

王肯堂参考钱乙的认识，总结五脏之癫的证候特点及病因病机。他指出"犬癫者，反折上窜犬吠"，病位在肝；"鸡癫者，惊跳反折鸡叫"，病位在肺；"羊癫者，目瞪吐舌，摇头羊叫"，病位在心；"牛痫者，目直视，腹满牛叫"，病位在脾；"猪痫者，如尸，吐沫猪叫"，病位在肾。五脏之癫，其初起是因涎郁闭塞，积于胸中，脏气不动所致；癫痫发作之时，"厥乃成"。厥由"肾中阴火上逆，而肝从之，故作搐搦；搐搦则遍身之脂液促迫而上，随逆气吐出于口也"。

3. 辨证施治

（1）病证结合，辨证治疗

①癫病

审因论治：王肯堂强调癫病多因抑郁不遂所致，如情志抑郁，痰瘀互结，宜"星香散加石菖蒲、人参各半钱，和竹沥、姜汁，下寿星丸"，或"以涌剂，涌去痰涎后，服宁神之剂"；因惊恐所得者，宜用抱胆丸；因思虑伤心而得者，宜"酒调天门冬地黄膏，多服取效"；若心经蓄热，发作不常，或时烦躁，鼻眼觉有热气，"稍定复作"者，宜用"清心汤加石菖蒲"。

针灸疗法：《杂病证治准绳·神志门·癫》中总结运用"十三鬼穴"针灸治疗癫病，记载此法有良效。"十三鬼穴"即第一针人中，名鬼宫；第二针手大指爪甲下，名鬼信（少商穴）；第三针足大指爪甲下，名鬼垒（隐白穴）；第四针掌后横纹，名鬼心（大陵穴）；第五针外踝下白肉际，名鬼路（申脉穴）；第六针大椎上入发际一寸，名鬼枕（风府穴）；第七针耳前发际，耳垂下五分，名鬼床（颊车穴）；第八针承浆，名鬼市；第九针手横纹上三寸两筋间，名鬼窟（间使穴）；第十针直鼻上入发际一寸，名鬼堂（上星穴）；十一针男会阴女玉门头，名鬼藏；十二针尺泽横纹外头接白肉际，名鬼臣（曲池穴）；十三针舌头一寸，当舌中下缝，刺贯出舌上，名鬼封（海泉穴）。

②狂病

王肯堂根据《内经》的论述，总结狂病乃阳气"怫郁而不得疏越"，热邪上扰所致。治疗时，"上实者，从高抑之"，选用生铁落饮、抱胆丸、养正丹；"在上者，因而越之"，可用瓜蒂散、来苏膏。

王肯堂根据张子和治狂病的经验，提出"阳明实则脉伏，宜下之"，用大承气汤以"大利为度"；若"微缓以瓜蒂散，入防风末、藜芦末吐之，其病立安"，后用"调心散、洗心散、凉膈散、解毒汤等调之"。

③痫病

依据病因不同进行论治：王肯堂认为，引起痫病的原因可以"三因"概之；病因不同，治法亦异。若因七情惊恐所致，"安神丸以平之"；若因痰涎壅盛所致，"三圣散以吐之"；若因热邪郁滞所致，"清神汤以凉之"。

辨别痰热多少论治：王肯堂参考朱丹溪的观点，强调治痫需分"痰与热多少治之"。痰热互结，以黄芩、黄连、瓜蒌、半夏、南星为主。若热甚，以"凉药清其心"。若痰甚，"必用吐，吐后用东垣安神丸"及"平肝之药"，如青黛、柴胡、川芎之类。

根据病情轻重而治：王肯堂参考张子和治痫之法，提出痫病"不至目瞪如愚者"，用三圣散投之，汗、吐、下三法并行，次服通圣散；"虚不禁吐下者"，用星香散加人参、菖蒲、茯苓、麦冬各一钱，全蝎三个，入竹沥，下酥角丸、杨氏五痫丸、犀角丸、龙脑安神丸、参朱丸、琥珀寿星丸，或用天南星九蒸九晒为末，姜汁打糊丸如桐子大，每服二十丸。

分脉象、分经、分时论治：王肯堂参考王海藏所云，总结针灸治痫之法。"治长洪伏三脉风痫、惊痫、发狂，恶人与火者，灸第三椎、第九椎，服局方妙香丸"。若"治弦细缓三脉诸痫似狂者，李仲南五生丸"，并强调可根据痫病发作的时间，辨病变所在经络，以分经论治。若"昼发治阳跷"，升阳汤治之。若"夜发治阴跷"，先"灸两跷各二七壮"，然后服升阳汤。若"平旦发者，足少阳；晨朝发者，足厥阴；日中发者，足太阳；黄昏发者，足太阴；人定发者，足阳明；半夜发者，足少阴"，可根据病变经络，在服用升阳汤时，各加引经药。

（2）癫、狂、痫鉴别

癫、狂、痫均为神志病，症有混杂，但又各有特点。

王肯堂指出，医书中对癫、狂、痫病名的说法不一。如有言"癫狂者"，有言"癫痫者"，有言"风痫者"，有言"惊痫者"，最早独称癫者乃

《素问》。《灵枢》乃有"癫痫""癫狂""痫""痫厥"之名，但癫、痫、狂"大相径庭，非名殊而实一之谓"。王肯堂引《灵枢》所云，认为癫、狂、痫虽为一门，但"形证两具"，且"取治异途"。从临床表现来看：癫者"或狂或愚，或歌或笑，或悲或泣，如醉如痴，言语有头无尾，秽洁不知，积年累月不愈"；狂者"病之发时，猖狂刚暴""骂詈不避亲疏"，甚则"登高而歌，弃衣而走，逾垣上屋"，或"与人语所未尝见之事"；痫者"发则昏不知人，眩仆倒地"，甚者痉挛抽搐，"目上视，或口眼㖞斜，或口作六畜之声"（《杂病证治准绳·神志门·癫狂痫总论》）。

（3）痫病与卒中、痉病鉴别

《杂病证治准绳·第五册·神志门·痫》开篇分析了痫病与卒中、痉病在症状上的区别，指出：痫病和卒中、痉病相同之处，均可见昏迷、不省人事；但痫病仆时口中作声，可见口吐涎沫，或可闻之如猪、犬、牛、羊之鸣声，醒后如常，且可复发，有"连日发者"，有"一日三五发者"；卒中则"仆时无声"，无口吐涎沫，醒后不复再发；痉病虽亦时发时止，但发作时可见身体强直，角弓反涨之状，不如痫病之身软。

案例 1

一妓心痴，狂歌痛哭，裸裎妄骂，瞪视默默，脉之沉坚而结，曰：得之忧愤沉郁，食与痰交积胸中，涌之皆积痰裹血，复与火剂清上膈而愈。一人方饭间，坐甫定，即搏炉中灰杂饭猛噬，且喃喃骂人，令左右掖而脉之，皆弦直上下行，而左手寸口尤浮滑。盖风痰留心胞证也。法当涌其痰而凝其神，涌出痰沫四五升即熟睡，次日乃寤，寤则病已去矣。徐以治神之剂调之如旧。

——《杂病证治准绳·第五册·神志门·癫》

案例 2

治惊痉，积气，风邪发则牙关紧急，涎潮昏塞，醒则精神若痴。附子、木香、白僵蚕、白花蛇、橘红、天麻、麻黄、干葛各半两，紫苏叶一两，南星（洗，切，姜汁浸一宿）半两，朱砂一钱（留少许为衣）。上为末，加脑麝少许，同研极匀，炼蜜杵丸，如龙眼大。每服一丸，金银薄荷汤化下，温酒亦得。

此予家秘方也。戊申年，军中一人犯法，褫衣将受刑而得释，精神顿失如痴，予与一丸，服讫而寐，及觉病已失矣。提辖张载扬，其妻因避寇，失心已数年，予授此方，不终剂而愈。又黄彦奇妻，狂厥者逾十年，诸医不验，予授此方，去附子，加铁粉，亦不终剂而愈。铁粉非但化痰镇心，至如摧抑肝邪特异。若多恚怒，肝邪太盛，铁粉能制伏之。《素问》云：阳厥狂怒，治以铁落饮，金制木之意也。此亦前人未尝论及。

——《杂病证治类方·第五册·狂》

案例3

妙功丸，治诸痫，无不愈者。

丁香、木香、沉香各半两，乳香（研）、麝香（另研）、熊胆各二钱半，白丁香三百粒，轻粉四钱半，雄黄（研）、青皮（去白）、黄芩、胡黄连各半两，黄连、黑牵牛（炒）、荆三棱（煨）、甘草（炙）、蓬莪术、陈皮（去白）、雷丸、鹤虱各一两，大黄一两半，赤小豆三百粒，巴豆七粒（去皮、心、膜、油）。上为细末，荞面一两半作糊，和匀，每两作十丸，朱砂水飞一两为衣，阴干。每服一丸，用温水浸一宿，去水，再用温水化开，空心服之，小儿加减服。十年病一服即愈，若未愈，三五日再服，重者不过三服。

昔有一人好酒，得痫病二十年，用药一服，取下虫一枚，约长四五寸，身有鳞，其病遂愈。

——《杂病证治类方·第五册·痫》

（四）头痛

1. 概述

王肯堂在《杂病证治准绳·诸痛门·头痛》中论述了头痛的病因病机，并阐述了偏头风、雷头风、真头痛、大头痛、眉棱骨痛、头重的特征与诊治。对于头痛的治疗，王肯堂提出养血的重要性。

2. 病因病机

王肯堂认为，头痛的发病与外邪侵袭、气血盛衰、脏腑失调有关。《杂病证治准绳·诸痛门·头痛》云："凡此皆六气相侵，与清阳之真气相薄而痛者也。"外邪侵袭，如"风胜乃摇，候乃大温，其病气怫于上，目赤是也。……火反郁，白埃四起，其病热郁于上头痛"。他指出"风寒湿热之气兼为之状而痛。更有气虚而痛者……有血虚而痛者""若邪气稽留，则脉亦满而气血乱，故痛甚，是痛皆为实也"。总之，气血不足与气血壅滞均可引发头痛。又如，脏腑失调亦可致头痛，"心热病者，卒心痛烦闷，头痛面赤……肺热病者，头痛不堪，汗出而寒……肾热病者，项痛员员澹澹然"等。

3. 辨证施治

（1）祛邪以治头痛

王肯堂认为，头痛常因外邪所致，可因风、因热、因湿、因寒。若"邪气稽留则脉亦满，而气血乱故痛甚"，此为实邪头痛，治当祛邪止痛。风入脑络，而头痛者，头痛多汗恶风，遇风痛甚，治以"大川芎丸主之"。寒邪上犯，令"人脑痛齿亦痛"，治宜"羌活附子汤"。热厥头痛，喜凉恶热，"微来暖处，或见烟火，其痛复作"，宜"清上泻火汤"，后用"补气汤"。风热头疼，石膏散、荆芥散。风湿热头痛，"上壅损目及脑痛"，年深不愈，以"清空膏主之"。

（2）调气调血以治头痛

①气虚头痛

王肯堂参考李东垣的观点，认为"头痛耳鸣，九窍不利"，此为气虚头痛；若误以有邪而发汗，越发汗而清阳之气愈亏损，不能上荣，亦不能外固，所以头疼更甚；宜用人参、黄芪主之，"升阳补气，头痛自愈"。引用《内经》所云：阳气者，卫外而为固也。论及误汗之，卫外之气损，故用黄芪甘温，补卫实表为君；人参甘温补气，当归辛温补血，芍药味酸，收卫气为臣；白术、陈皮、炙甘草苦甘温，以养卫气，生发阳气；柴胡、升麻苦辛，"引少阳、阳明之气上升，通百脉灌溉周身者也"。川芎、蔓荆子、细辛味辛温，质轻浮，清利空窍为使。此方一服减半，再服痊愈。

②血虚头痛

王肯堂在头痛的辨证治疗上，强调"高巅之上，惟风可到""治风先治血，血行风自灭"，但头痛血虚者，则又不可不辨。其曰："患病人血必不活，而风药最能燥血，故有愈治而愈甚者，此其要尤在养血，不可不审。"血虚头痛"自鱼尾上攻头痛，当归、川芎主之"，以"当归一两，酒一升，煮取六合，饮至醉效"，或以"当归、川芎、连翘、熟地各二钱"，水煎六分，去渣，以龙脑、薄荷各二钱置碗底，将药乘滚冲下，鼻吸其气，候温再口服此药。

（3）分经论治头痛

王肯堂认为，头痛有三阴三阳之别，病证特点及辨证用药也有区别。太阳经头痛，恶风寒，脉浮紧，川芎、独活之类为主。少阳经头痛，脉弦细，往来寒热，用柴胡、黄芩主之。阳明经头痛，自汗发热，不恶寒，脉浮缓长实者，升麻、葛根、石膏、白芷主之。太阴经头痛，必有痰，体重或腹痛为痰癖，脉沉缓者，苍术、半夏、南星主之。少阴经头痛，三阴三阳经不流行，而足寒气逆为寒厥，其脉沉细，麻黄附子细辛汤主之。厥阴经头疼，项痛，或吐痰沫，冷厥，其脉浮缓，吴茱萸汤主之。总结出三阳头痛用药，以羌活、防风、荆芥、升麻、葛根、白芷、柴胡、川芎、芍药、细辛、葱白（连须）为主。

（4）根据头痛部位及疼痛特点分类论治

王肯堂根据头痛部位及特点的不同，将头痛分为偏头风、雷头风、真头痛、眉棱骨痛、头重等，对其治法进行了阐释。

①偏头痛

偏头痛即头半边痛。王肯堂参考朱丹溪的论述，认为偏头痛多与痰有关。痛在左，若有风，用荆芥、薄荷；若有血虚，用川芎、当归。痛在右，若有痰，用苍术、半夏；若有热，用黄芩、川芎散、细辛散。生萝卜汁，仰卧注鼻中，左痛注右，右痛注左。

②雷头风

雷头风即头痛而起核块者，或头痛伴有如雷之鸣，为风邪所客，风动则作声。

王肯堂参考《太平惠民和剂局方》，指出雷头风宜以升麻汤主之，又名清震汤。参考张子和的治法，先用"茶调散吐之"，次用"神芎丸下之"，然后服"乌荆丸及愈风饼子"之类。衰者用凉膈散消风清热。若头上"赤肿结核，或如酸枣状"，则用放血疗法可自愈。

王肯堂认为，雷头风治疗重在辨证用药。若有"因痰火者，痰生热，热生风"，痰火上升，壅于气道，则自然有声，轻如蝉鸣，重如雷声，可用半夏（牙皂、姜汁煮）一两，大黄（酒浸透，湿纸包煨，再浸再煨三次）二两，白僵蚕、连翘、橘红、桔梗、天麻、各五钱，片芩（酒炒）七钱，薄荷叶三钱，白芷、青礞石、粉草各一钱，研末，水浸蒸饼丸如绿豆大。食后或睡前以茶送服二钱，以痰利为度，然后用清痰降火煎药调理。

③真头痛

真头痛乃头痛甚，痛入脑髓，"夕发旦死，旦发夕死"。王肯堂认为，因脑为髓海，真气之所聚，"卒不受邪，受邪则死"，故真头痛最为难治。其参考古方书记载，认为真头痛治疗可用黑锡丹，灸百会，大剂量服用"参、沉、乌、附、或可生"，然"天柱折者，亦难为力矣"。

④眉棱骨痛

眉棱骨者，"目系之所过，上抵于脑，为目属于脑也"。

王肯堂认为：眉棱骨痛可因外邪上攻而痛；可因心肝壅热，上攻目睛而痛；可因胸膈风痰上攻而痛；可因脾虚生湿，"湿气内郁，寒迫下焦，痛留项，互引眉间"而痛。其痛"有酸者，有抽掣者，有重者，有昏闷者"，治疗时需明辨。

王肯堂选载李东垣选奇汤，治眉骨痛不可忍，神效。他还转引朱丹溪所云：眉棱骨痛若因"风热者，宜祛风清上散"；若因"痰者，二陈汤加酒黄芩、白芷"；若因"风寒者，羌乌散"。

王肯堂论及前贤总结眉棱骨痛有两证，均与肝有关。一者肝虚而痛，可见遇光则目眶痛甚，宜生熟地黄丸治疗。二者肝经停饮，发作之时"眉棱骨痛不可开，昼静夜剧"，宜导痰汤，或小芎辛汤加半夏、橘红、南星、茯苓。

⑤大头痛

大头痛，是指头肿大如斗，是天行时疫病，具有传染性。王肯堂借鉴《东垣十书》中李东垣在泰和年间治疗大头天行的经验，引用李东垣治疗该病的思路：身半以上，天之气；身半以下，地之气。此虽邪热客于心肺之间，上攻头而为肿甚，以承气汤下之，泄胃中之实热，是诛罚无过，殊不知适其病所故，并根据李东垣的治疗经验，建议使用普济消毒饮子进行治疗。

案例1

一妇人患偏头痛，一边鼻塞不闻香臭，常流清涕，时作臭气，服遍治头痛药，如芎、蝎等皆不效。后一医人教服局方芎犀丸，不十数服，忽作嚏，突出一铤稠脓，其疾遂愈。

——《杂病证治准绳·诸痛门·头痛》

案例2

一人寒月往返燕京，感受风寒，遂得头痛，数月不愈。一切头风药无所不服，厥痛愈甚，肢体瘦削，扶策踵门求余方药。余思此症明是外邪，缘何解散不效，语不云乎：治风先治血，血活风自灭，本因血虚而风寒入之，今又疏泄不已，乌乎！能愈也？又闻之痛则不通，通则不痛，故用当归生血活血，用木通通利关窍血脉，而行当归之力。问渠能酒乎？曰：能而且多，近为医戒之不敢饮。因令用斗酒，入二药其中，浸三昼夜，重汤煮熟，乘热饮之至醉，则去枕而卧，卧起其痛如失。所以用酒者，欲二药之性上升于头也。至醉乃卧者，醉则浃肌肤，沦骨髓，药力方到。卧则血有所归，其神安也。有志活人者，推此用之，思过半矣！火郁于上而痛者，经云：火淫所胜，民病头痛。治以寒剂，宜酒芩、石膏之类治之。又不可泥于此法也。又有一方用当归二钱，川芎二钱，连翘二钱，熟地二钱，水煎六分去渣，以龙脑、薄荷二钱置碗底，将药乘滚冲下，鼻吸其气，俟温即服，服即安卧，其效甚速。然亦为血虚者设耳。

——《郁冈斋医学笔记·卷上·头痛》

（五）痹证

1. 概述

王肯堂在《杂病证治准绳·痿痹门·痹》中，基于《内经》所论"风寒湿三气杂至合而为痹，其风胜者为行痹，寒气胜者为痛痹，湿气胜者为着痹"，以及"以冬遇此为骨痹，以春遇此为筋痹，以夏遇此为脉痹，以至阴遇此为肌痹，以秋遇此为皮痹"，同时结合前人对痹证分类的认识，总结提出痹证除行痹、痛痹、着痹、热痹外，另有肠痹、胞痹、骨痹、筋痹、脉痹、肌痹、皮痹、血痹、周痹、支饮作痹等诸痹。其中，对行痹、痛痹、着痹有比较详细的论述。

2. 病因病机

关于痹证的病因病机，王肯堂根据《素问·痹论》，强调"风寒湿三气杂至合而为痹"，引宋代陈无择所云："三气袭人经络，入于骨则重而不举，入于脉则血凝不流，入于筋则屈而不伸，入于肉则不仁，入于皮则寒，久不已则入于五脏。"由于外邪侵袭机体部位不同，或邪与血气相搏聚于关节，或脏腑移热，复遇外邪客于经络，或邪中周身，搏于血脉，引发痹证的表现各异。

3. 辨证施治

（1）行痹

王肯堂根据行痹的病因病机和证候特点，提出了相应的治法和方药。

①内治

《杂病证治准绳·痿痹门·行痹》说："行痹，走注无定，防风汤主之。"王肯堂结合李东垣的观点，指出行痹又兼湿热者，宜苍术、黄柏之类；若湿伤肾，肾阴不足，肝阳化风，遂成风湿，流注四肢筋骨，或"入左肩髃，肌肉疼痛，渐入左指中，薏苡仁散主之"；若行痹兼肿痛，乃"形伤气也"，和血散痛汤主之。王肯堂参考陈无择的观点，认为治疗行痹可用控涎丹。

王肯堂还总结诸多止痛之方，用于行痹的治疗，如意通圣散、虎骨散、桂心散、仙灵脾散、没药散、小乌犀丸、没药丸、虎骨丸、十生丹、骨碎补丸、定痛丸、八神丹、一粒金丹、乳香应痛丸等。

②外治

王肯堂认为，行痹除内服外还可进行外敷。如外贴方，即用"牛皮胶一两，水溶成膏，芸薹子、安息香、川椒、附子各半两，为细末，入胶中和成膏，涂纸上，随痛处贴之"，还可用"蓖麻子一两，去皮，草乌头半两，乳香一钱，另研，上以猪肚脂炼去沫成膏，方入药搅匀"，涂抹于痛处，并用手掌心摩擦发热。

③论治列方

《杂病证治类方·行痹》中列出治行痹方24首，包括：

王肯堂列方：虎骨散、桂心散、仙灵脾散、没药散、小乌犀丸、没药丸、虎骨丸、十生丹、骨碎补丸、定痛丸、八神丹、一粒金丹、乳香应痛丸、神效膏、摩风膏。

刘河间方：防风汤。

李东垣方：和血散痛汤。

朱丹溪方：控涎散、龙虎丹。

《本事》方：薏苡仁散。

《集验》方：如意通圣散、透骨丹。

《三因》方：控涎丹。

《神效万全方》方：神效膏。

（2）痛痹

王肯堂认为，"虽曰风寒湿三气杂至合而为痹"，但就痛痹而言，"此非人气之邪亦作痛耶……有风，有湿，有痰，有火，有血虚，有瘀血"（《杂病证治准绳·痿痹门·痛痹》）。从脉诊来看，"诊其脉浮者，风也。缓细者，湿也。滑者，痰也。洪大者，火也。芤者，血虚也。涩者，瘀血也"。

①内治

王肯堂在《杂病证治准绳·痿痹门·痛痹》中强调治疗痛痹要究其因。

"因于风者"，宜用加减小续命汤，或乌药顺气散去干姜，加羌活、防风。
"因于湿者"，遇阴雨即发，身体沉重，宜用除湿蠲痛汤，佐以竹沥、姜汁，
或大橘皮汤。"伤湿而兼感风寒者"，汗出身重恶风，喘满，骨节烦疼，脐
下连脚冷痹，不能屈伸，宜用防己黄芪汤，或五痹汤。"因痰者"，宜用王
隐君豁痰汤，二陈汤加姜汁、竹沥，甚者控涎丹。"因火者"，宜用潜行散
加竹沥。"因湿热者"，宜用二妙散。"因于血虚者"，宜用四物苍术各半汤，
吞活血丹。"因瘀血者"，宜用川芎、当归、桃仁、红花、水蛭，入麝香
少许。

  王肯堂以"肢节肿痛"为例，分析其证候特点，提出治法用药，认为
"痛属火，肿属湿，兼受风寒而发动于经络之中，流注于肢节之间"；治疗
所用药物，以散寒祛风、清热凉血止痛药为主。若"肿多加槟榔、大腹皮，
痛多加没药，妇人加酒红花。风湿相搏肢节疼痛，宜大羌活汤"（《杂病证
治准绳·痿痹门·痛痹》），并强调为防止疾病传变，宜及早治疗。

  ②外治

  王肯堂根据《内经》及《外台秘要》方，总结了痛痹的外治法，强调
痛痹乃因寒邪所致，可"以火熨之"，用醇酒二十斤、蜀椒一升、干姜一
斤、桂心一斤，将药物咀嚼成小块后，用棉絮、细白布包裹，一起泡入酒
中，用时取出去除汁，以熨寒痹所痛之处。他还提及《外台秘要方》以
"三年酽醋五升，热煎三四沸，切葱白二三升，煮一沸，滤出，布帛热裹，
当病上熨之，瘥为度"，同时还可用"樟木屑一斗"，熬沸，用以熏洗痛处。

  ③论治列方

  《杂病证治类方·痛痹》中，列出治痛痹方 17 首，包括：

  王肯堂列方：乌药顺气散、除湿蠲痛汤、趁痛散、经验九藤酒、加味
二妙丸。

  张仲景方：桂枝芍药知母汤、乌头汤。

朱丹溪方：潜行散、二妙散。

李东垣方：苍术复煎散、缓筋汤。

《宝鉴》方：活血应痛丸、大羌活汤。

《养生》方：豁痰汤。

《本事》方：牛蒡子散、茵芋丸。

《千金》方：犀角汤。

（3）着痹

王肯堂在《杂病证治准绳·痿痹门·着痹》中并未就《黄帝内经》所论着痹即湿痹进行阐述，而是重在探讨痹证中肢麻的病机和治疗，指出"物得湿则滑泽，干则涩滞，麻犹涩也。由水液聚少而燥涩，气行壅滞而不得滑泽通行，气强攻冲而为麻也。俗方治麻病，多用乌、附者，令气行之暴甚，以故转麻，因之冲开道路以得通利而麻愈也。然六气不必一气独为病，气有相兼，若亡液为燥，或麻木无热证，即当此法。或风热胜湿为燥，因而病麻，则宜以退风散热，活血养液，润燥通气之凉药调之"。同时，他也指出五邪六淫之所以乘袭而入，乃"真气失调、少有所亏"所致，故治疗上当以"补正为要，正复则邪气自却"。

①内治

王肯堂参考"左氏"的观点，指出着痹可见肢麻，而脾主四肢，故用药须有引经药，则"引风湿之药径入脾经，故四肢得安"。同时，由于"卫气不行"而肢体不仁，故着痹必有"风寒中于卫气"，致"荣虚卫实，肌肉不仁"，宜用前胡散、苦参丸治疗。

王肯堂还参考《本事方》所云，凡痹证有"麻木不仁"之症，可以食疗方治疗。以生川乌研末，用白米半碗，入川乌粉四钱，同米用慢火熬熟，入姜汁一茶匙，蜜三大匙，搅匀，温服。若是以湿邪为主，即着痹，以"四肢不随，痛重不能举者"，可以上方加入薏苡仁二钱，熬粥服用。

②外治

王肯堂总结《内经》治疗着痹的针灸疗法，指出针灸治疗着痹要分病之新久，"新者汤熨灸之，久者针刺之"，均选用足三里穴，并对一着痹进行委中穴放血疗法，配合缪刺则病愈。

③论治列方

《杂病证治类方·着痹》中，列出治着痹方19首，包括：

王肯堂列方：人参益气汤、苦参丸、防风汤、羌活散、乌头粥、蔓荆实丸、黄芪酒、萆薢丸。

张仲景方：黄芪桂枝五物汤。

李东垣方：神效黄芪汤、芍药补气汤、补气升阳和中汤、温经除湿汤、除风湿羌活汤、清阳补气汤、除湿补气汤。

《济生》方：茯苓汤。

刘河间方：前胡散。

《奇效》方：续断丸。

案例1

大理少卿韩珠泉，遍身麻痹，不能举动，求治于予。予以神效黄芪汤方加减授之，用芪一两二钱，参、芍各六钱，他称是。一服减半，彼欲速效，遂并两剂为一服之，旬日而病如失矣。予以元气初复，宜静以养之，完固而后可出。渠不能从，盛夏遽出见朝谒客，劳顿累日，偶从朝房出，上马，忽欲坠仆，从者扶至陈虚舟比部寓，邀予视之，予辞不治，数日而殁。呜呼，行百里者，半于九十，可不戒哉。

——《杂病证治准绳·痿痹门·着痹》

案例2

一人感风湿，得白虎历节风证，遍身抽掣疼痛，足不能履地者三年，百方不效。一日梦与木通汤愈，遂以四物汤加木通服，不效。后以木通二两，锉细，长流水煎汁顿服，服后一时许，遍身痒甚，上体发红丹如小豆大粒，举家惊惶，随手没去，出汗至腰而止，上体不痛矣。次日又如前煎服，下体又发红丹，方出汗至足底，汗干后通身舒畅而无痛矣。一月后人壮气复，步履如初，后以治数人皆验。

——《杂病证治准绳·痿痹门·痛痹》

（六）痈疽

1. 概述

王肯堂在《疡医证治准绳·痈疽之别》中论述痈与疽时，指出痈、疽二者形状不同，临床表现和病因病机也有区别。如：痈之痛，只在皮肤之上，其发如火焚茅；初如黍米大，三两日如掌面大，五七日如碗面大，即易治；如肿冷，发渴，发逆，治之难愈。疽发或如小疖，触则彻心痛，四边微起如橘皮孔，色红赤不全变，脓水不甚出，至七八日疼闷，喘急不止。若始发肿高，五七日忽平陷者，属内攻之候。根据痈、疽之别，王肯堂分经络、辨虚实，通过内消、内托等内治法，以及灸法、针烙、敷贴、淋洗等外治法进行治疗。

2. 病因病机

王肯堂在《疡医证治准绳·痈疽之源》中阐述了痈疽发生的原因，综合历代各家的认识，归纳痈疽之源，大体有五：一为天行时气；二为七情内郁；三为体虚外感；四为身热搏于风冷；五为食炙煿、饮法酒、服丹石等热毒。而王肯堂则根据三因学说加以分析，指出痈疽的外因应以运气来解释，认为受运气影响，所发痈疽有四：其一，火热助心为疮；其二，寒邪伤心为疮疡；其三，燥邪伤肝为疮疡；其四，湿邪所致疮疡。至于内因，王肯堂引用陈无择的观点，认为不论痈疽、瘰疬，不问虚实寒热，皆由气郁而成，气宿于经络，与血俱涩而不行，壅结为痈疽。至于不内外因者，王肯堂则认为与过食肥甘厚味密切相关。

3. 辨证施治

（1）初发之治

王肯堂认为，"痈之初发，当以洁古法为主，表者散之，里者下之，火以灸之，药以敷之，脓未成者必消，脓已成者速溃也。疽之初发，当以《鬼遗方》为主，补填脏腑令实，勿令下陷之邪蔓延，外以火灸引邪透出"。王肯堂还根据痈、疽的发病特点，指出"初起红肿结聚之际，施行气活血解毒消肿之药是也"（《疡医证治准绳·痈疽之别》）。

（2）邪深之治

王肯堂认为，"沉实，发热，烦躁，外无焮赤、痛，其邪深在里"，治疗时"宜先疏通，以绝其源"；若脉"浮大、数，焮肿在外"，治疗"当先托里，恐邪入内"；若"脉不沉、不浮，内外证无，知其在经"，治疗"当和荣卫"。若"脉数，身无热，内有痈脓。脉数，应当发热而反恶寒，若有痛处，当发痈。若数脉不时见，当生恶疮"（《疡医证治准绳·脉法》）。

（3）循经而治

《疡医证治准绳·分经络》指出，因痈疽好发部位不同，亦可辨经络而治。如发于肩前廉属手阳明，发于后廉属手太阳，发于上廉属手、足少阳。若发于背部中行属督脉，背部第二行属足太阳，背部第三行属足太阳。若发于腹部中间行属任脉，腹部第二行属足少阴，腹部第三行属足阳明，腹部第四行属足太阴。用药治疗时，即可分经用药。太阳经，上羌活，下黄柏；阳明经，上白芷、升麻，下石膏；少阳经，上柴胡，下青皮；太阴经，上桔梗，下白芍药；厥阴经，上柴胡，下青皮。王肯堂还指出，发于脑背腰项臀者，皆太阳经，宜黄连、羌活；背连胁处，为近少阳，宜柴胡并宜败毒散、仙方活命饮；形实脉实者，宜漏芦汤、内疏黄连汤、追毒丸等疏利之。气虚者参、芪为主，血虚者芎、归为主，佐以消毒之药，随分野以引经药，行至病所。

关于痈疽分经施治的原理，王肯堂还引用"丹溪曰：六阴经六阳经分布周身，有多气少血者，有多血少气者，有多气多血者，不可一概论也。若夫要害处，近虚处，怯薄处，前哲已曾论及，惟分经之言未闻也。何则？诸经惟少阳、厥阴经之生痈疽，理宜预防，以其多气少血也。其血本少，肌肉难长，疮久未合，必成危证。又云：少阳经多气少血与厥阴经同，少阳有相火，尤甚于厥阴经者，其有不思本经少血，遽用驱毒利药，以伐其阴分之血，祸不旋踵矣"（《疡医证治准绳·分经络》）。此外，他还举例说明不遵此法则病不得治，如："东阳李兄，年逾三十，形瘦肤厚，连得忧患，又因作劳，且过于色，忽左腿外廉侧上，发一红肿，其大如栗。一医闻其大腑坚实，与承气汤二帖下之，不效。又一医教与大黄、朱砂、生粉草、麒麟竭，又二三帖，半月后，召予视之。曰：事去矣。"

（4）察善恶而治

《疡医证治准绳·善恶》论及此前医家，如薛己等对痈、疽区分善恶，而有五善、七恶之说。其善恶不同表现，治法亦不同。如"若大渴发热，或泄泻淋秘者，邪火内淫一恶也，竹叶黄芪汤。……脓血既泄，肿痛尤甚，脓色败臭者，胃气虚而火盛二恶也，人参黄芪汤。……目视不正，黑睛紧小，白睛青赤，瞳子上视者，肝肾阴虚而目系急三恶也，六味丸料加炒山栀、麦门、五味。……阳气虚，寒气内淫之恶证也，急用托里温中汤。后用六君子汤加附子（或加姜桂温补。此七恶之治法也）"等。

（5）辨虚实而治

王肯堂在《疡医证治准绳·虚实》中指出，痈、疽证有虚实，"虚者难补，实者易泻"，然"虚实多端，有疮之虚实，有脏腑虚实，有血气虚实，又有上实下虚，真虚邪实者，不可不辨也"。其根据发病缓急、病变部位、气血脏腑，以及临床表现等，分述虚实并提出相应治法。如"不生肌，不收敛，脾气虚也，四君加芍药、木香。恶寒憎寒，阳气虚也，十全大补加姜、桂。晡热内热，阴血虚也，四物加参术。欲呕作呕，胃气虚也，六君加炮姜。自汗盗汗，五脏虚也，六味丸料加五味子。食少体倦，脾气虚也，补中益气加茯苓、半夏。喘促咳嗽，脾肺虚也，前汤加麦门、五味"等。

案例 1

予族叔父，平生多虑，质弱神劳，年近五十，忽右膊外侧廉上生结核，身微寒热而易怒，食味颇厚。脉之，俱浮大弦数，而重似涩。予曰：此多虑而忧伤血，时在初秋，勿轻视之，宜急补以防变证，以人参一斤作膏，下以竹沥。病者吝费，招一外科，以十宣、五香散相间与服。旬日后，一日大风拔木，病者发热，神思不佳。急召予视之，核稍高大，似有脓，于中起一红线，延过肩后，斜走绕背脊，过入右胁下，不痛，觉肩背重而急迫，食有呕意，脉同前但弦多耳。急作人参膏，入芎、术、生姜汁饮之，用人参三斤，疮溃脓干。又与四物汤，加参、术、陈皮、甘草、半夏、生姜，百余帖而安。

——《疡医证治准绳·分经络》

案例 2

尹老，家素贫寒，形志皆苦，于手阳明经分出痈，第四日忽肿，幼有癞疝，其臂外皆肿痛，先肿在阳明。左右寸皆短，中得之俱弦，按之洪缓有力，此痈得自八风之变，以脉断之，邪气在表，然其证大小便如故，饮食如常，腹中和，口知味，知不在里也。不恶风寒，止热躁，脉不浮，知不在表也，表里既和，知邪止在经脉之中，凝滞为痈，出身半已上，风从上受之也，故与却寒邪，和经脉中气血，使无凝滞也。白芷升麻汤，白芷七分，升麻、桔梗各五分，炙甘草、生黄芩、归梢、生地各一钱，酒黄芩、黄芪、连翘各二钱，中桂、红花少许，上水酒各一盏，同煎至一盏。临卧热服，一服愈。此证虽曰经脉之中，然得之自八风之变，其药制度皆发表之意。

——《疡医证治准绳·肿疡》

（七）疟疾

1. 概述

《杂病证治准绳》中设有疟论专篇，所论诊治内容比较丰富，秉承《素问·疟论》并有所发挥。其中指出四时之邪客于相应脏腑，必然会发为疟疾；不仅冬令之寒如此，除肺热外的其他四脏病热，也会发生疟疾。

2. 病因病机

在《杂病证治准绳·寒热门·疟》中，王肯堂阐释了《内经》对于疟疾病因病机的认识，认为风寒暑湿四气，皆得留着而病疟。

（1）疟邪的特点

王肯堂根据《内经》理论，指出引起疟疾的病因是感受疟邪，在《内经》亦称为疟气。疟邪的特点：①舍于营气，伏藏于半表半里。如《素问·疟论》所云，疟气"藏于皮肤之内，肠胃之外，此营气之所舍也"。②随经络而内搏五脏，横连募原。③盛虚更替。④与卫气相集则引起发病，与卫气相离则病休。

（2）疟邪与卫气相集而发病

王肯堂总结疟疾的发作，是因感受疟邪之后，疟邪"与日行之卫气相集则病作"。疟邪与卫气相集，入与阴争，阴实阳虚，以致恶寒战栗；出与阳争，阳盛阴虚，内外皆热，以致壮热，头痛，口渴。疟邪与卫气相离，"离则病休"则遍身汗出，热退身凉，发作停止。当疟邪再次与卫气相集而邪正交争时，则再一次引起疟疾发作。

（3）疟邪虚实更替，疟症病发时作

因疟邪具有虚实更替的特性，疟气之浅深，其行之迟速，决定着与卫气相集的周期，从而表现为病以时作的特点。疟疾以间日一作者最为多见，正如《素问·疟论》所云："其间日发者，由邪气内薄于五脏，横连募原也。其道远，其气深，其行迟，不能与卫气俱行，不得皆出，故间日乃作也。"

疟气深而行更迟者，则间二日而发，形成三阴疟，或称三日疟。

王肯堂除对《内经》所论疟疾病因病机进行概括之外，还参考陈无择的观点，指出"内伤七情，饥饱房劳，皆得郁而蕴积痰涎"，其病气与卫气并则发为疟疾。

3. 辨证施治

（1）疟疾随四时而作，三阴三阳其形各异

王肯堂引述《素问病机气宜保命集·卷中·诸疟论第十六》云："夏伤于暑，湿热闭藏而不能发泄于外，邪气内行，至秋而发为疟""初不知何经受病，随其受而取之。有中三阳者，有中三阴者，经中邪气，其证各殊。"王肯堂参考此说，提出疟虽伤暑，可遇秋而发，秋病寒甚，春病则恶风，夏病则多汗。又有得之于冬，而发之于暑者。疟疾因发病季节不同，证候特点有别。如："足太阳之疟"，可见腰痛头重，寒从背起，先寒后热，热止汗出，方用羌活加生地黄汤或小柴胡加桂汤；"足少阳之疟"，可见身乏困倦，寒不甚，热不甚，恶见人，见人则心慌胆怯，热多汗出甚，方用小柴胡汤；"足阳明之疟"，可先见恶寒，寒甚久乃热，热去汗出，"喜见日月光火气乃快然"，方用黄芩芍药加桂汤；"足太阴之疟"，可见心情郁闷，善太息，纳少，多寒热汗出，善呕，方用小建中汤或异功散；"足少阴之疟"，可见呕吐较甚，多寒热，热多寒少，喜独处，病难治，方用小柴胡加半夏汤；"足厥阴之疟"，可见腰痛，少腹满，小便不利，点滴而出，非癃也，数便，善恐惧或忧闷，四物玄胡苦楝附子汤。

王肯堂特别强调，属三阳经者可分立治法。如"在太阳经者，谓之风疟"，治多汗之。在"阳明经者，谓之热疟"，治多下之。在"少阳经者，谓之风热疟"，治多和之。三阳受病，皆谓暴疟，一般发在夏至后处暑前。三阴者，则不分三经，皆"谓之温疟，宜以太阴经论之"。其发处暑后冬至前者。

（2）疟疾发作有时，方药各异

王肯堂指出，疟疾除与季节有关，还与昼夜、时辰有关。时间不同，症状有别，治法各异。如疟疾"处暑前发"，症见头痛项强、脉浮、恶风、有汗者，方用桂枝羌活汤。若"发疟如前证而夜发者"，方用麻黄黄芩汤。若"疟无他证，隔日发"，先寒后热，寒少热多，方用桂枝石膏汤。从"卯至午时发者"，宜大柴胡汤下之。从"午至酉发者"，"知邪在内也"，宜大承气汤下之。从"酉至子发者"，或"至寅时发者"，知邪在血也，宜桃仁承气汤下之。王肯堂同时强调，疟疾治以下法，当以微利为度。

（3）五脏之疟，治法各异

王肯堂根据《素问·刺疟》论述五脏之疟并提出治法。肺疟，症见心寒，寒甚热，热间善惊者，方用桂枝加芍药汤。心疟，症见心烦，喜冷饮，反寒多不甚热者，方用桂枝黄芩汤。肝疟，症见面色青灰，太息，其状若死者，方用四逆汤、通脉四逆汤。脾疟，症见恶寒，腹中痛，热则肠中鸣，汗出者，方用小建中汤、芍药甘草汤。肾疟，症见恶寒，腰脊痛，大便难，目光柔和，手足冷者，方用桂枝加当归芍药汤。

（4）疟之寒热有先后，当分别论治

王肯堂认为，疟疾发作虽见寒热交替，但寒热有先后，治法则先后有别。其强调"先热后寒者"，小柴胡汤主之；"先寒后热者"，小柴胡加桂枝汤主之。同时指出，"多热、但热者"，白虎加桂枝汤主之；"多寒、但寒者"，柴胡桂姜汤主之。所以，治疟大法需根据疟之寒热多少而定。寒热之多少可根据脉象来定。若"多寒而但有寒者，其脉或洪实，或滑"者，当作实热治之；若"多热而但有热者，其脉或空虚，或微弱，当作虚寒治之"。故治疟"必先问其寒热多少，又诊脉以参之"，则百无一失。王肯堂还引用张仲景所论，说明"疟脉自弦，弦数者多热，弦迟者多寒"。

（5）感邪不同，疟疾有别

王肯堂参考杨仁斋治疟的思想，指出疟疾因疟邪所致，疟邪有风、寒、暑、湿、温之不同。风疟者，感风而得，症见恶风自汗、烦躁头疼，且先热后寒；治风疟需解散风邪，可加川芎、白芷、青皮、紫苏之类，或细辛、槟榔佐之。温疟者，症与风疟大略相同，亦先热后寒，若热多寒少，小柴胡汤主之；若热少寒多，小柴胡汤内加官桂治疗。寒疟者，自感寒而得，症见无汗恶寒，挛痛面惨；寒为阴邪，故先寒后热，治疗需发散寒邪，可用生料五积散、增桂养胃汤，或良姜、干姜、官桂、草果之类，甚则姜附汤、附子理中汤。暑疟者，暑胜热多得之，又叫瘅疟；阴气独微，阳气独发，但热不寒，里实不泄，烦渴且呕，肌肉消铄，用小柴胡汤、香薷散主之。若见呕逆，缩脾饮加生姜温服，下消暑丸。若热多燥甚者，少与竹叶汤、常山、柴胡。湿疟者，冒袭雨湿，汗出澡浴得之，身体痛重，肢节烦疼，呕逆胀满，用五苓散除湿汤加苍术、茯苓辈。

（6）从水饮瘀血论治疟疾

王肯堂在《杂病证治准绳·寒热门·疟》中参考杨仁斋的学术思想，重点讨论了疟疾的发生与水饮、瘀血密切相关，阐释了其证候特点及治法方药。

王肯堂引用杨仁斋所云，指出疟疾的产生皆因腹中停蓄水饮所致。治疗时，若为暑疟，以"香薷饮加青皮、北大黄、两个乌梅同煎"，清晨温服；若为寒疟，以"二陈汤加青皮、良姜"。因此，王肯堂认为疟疾多因痰饮蓄积，故常山为治疟常药，能吐之、利之。

王肯堂强调，除水饮停滞以外，瘀血也是引起疟疾的重要原因。因"瘀血所以憎寒热"，因瘀血故见血证，或衄血，或大便血丝，或月经不调，故治疟时当加五灵脂、桃仁等活血化瘀药。

王肯堂总结杨仁斋治疟之法，并提出自己的独到见解，认为疟病虽因积水瘀血，但也应辨虚实。实者可用"小胃丸行水，抵当汤行血"，虚者以"淡渗之剂加竹沥、姜汁以治痰"，且随证"加桃仁、韭汁之属以活血，疾亦当以渐而平"。

案例1

予弱冠游乡校时，校师蒋先生之内，患牝疟身痛，逾月不瘥，困甚。时予初知医，延予诊治，告以医欲用姜、附温之。予曰：溽暑未衰，明系热邪，安得寒而温之。经云：阳并于阴则阴实而阳虚，阳明虚则寒栗鼓颔也。巨阳虚则腰背头项痛，三阳俱虚则阴气胜，阴气胜则骨寒而痛。寒生于内，故中外皆寒，此所云寒，乃阴阳交争互作之寒，非真寒也，岂得用桂、附温之。乃处一方，以柴胡、升麻、葛根、羌活、防风补三阳之虚（升之也，何曰补？曰虚亦非真虚，以陷入阴分而谓之虚，故升之即补矣），以桃仁、红花引入阴分，而取阳以出还于阳分，以猪苓分隔之，使不复下陷，一剂而病良已。

——《杂病证治准绳·寒热门·疟》

案例2

外祖母虞太孺人，年八十余，夏患疟，诸舅以年高不堪，惧其再发，议欲截之。予曰：欲一剂而已亦甚易，何必截乎。乃用柴胡、升麻、葛根、羌活、防风之甘辛气清以升阳气，使离于阴而寒自已，以知母、石膏、黄芩之苦甘寒引阴气下降，使离于阳而热自已，以猪苓之淡渗分利阴阳，使不得交并，以穿山甲引之，以甘草和之，果一剂而止。

——《杂病证治准绳·寒热门·疟》

（八）血崩

1. 概述

王肯堂在《女科证治准绳·调经门·血崩》中汇总了历代医家对血崩的认识，详尽地论述了血崩各证的病因病机和辨证施治。其基于治崩三大法（塞流、澄源、复旧），提出以温、补、凉、消、涩五大法治疗血崩。此外，其论血崩治疗，于内治之外常配以针灸，并对服药时间及调服之品的选用也颇有心得。

2. 病因病机

在《女科证治准绳·调经门·血崩》中，关于血崩的病因病机，王肯堂引朱丹溪所云，血崩的发生是因"涎郁胸中，清气不升"，引起"经脉壅遏而降下"所致。王肯堂引李东垣所云，妇人漏下，可先因"劳役"致脾胃虚弱，"复因心气不足，其经脉在下"，气下而漏。他同时强调血崩之因，因虚、因热者居多，但亦有血海虚寒所致者。究其病因，证候各异，治法有别。

3. 辨证施治

王肯堂在《女科证治准绳·调经门·血崩》详细论述了各类漏下的证治。

（1）痰郁气滞血瘀，治以化痰行气活血

王肯堂参考朱丹溪的观点，认为漏下乃"涎郁胸中""清气不升"所致，治"非开涎不足以行气，非气升则血不能归隧道"，治宜"开结痰，行滞气，消污血"，开胸膈浊涎则清气升，清气升则血归隧道而不崩。"开痰"可用旋覆花汤、半夏丸，"行气"可用备金散，煮附丸、缩砂散，"消污血"可用五灵脂散、桂枝茯苓丸。

（2）脾胃虚弱，治以补气升阳兼消积

①补气升阳

王肯堂参考李东垣的思想，认为漏下也因脾胃虚弱，治疗可用当归芍药汤、补中益气汤、胶艾汤、柏子仁汤。若"脾胃亏虚，下陷于肾"所致经漏不止，治宜补气升阳，用益胃升阳汤。若脾胃虚弱，水湿内停，兼有心气不足，可用调经升阳除湿汤。脾虚气陷，清阳不升，可用柴胡调经汤、

独圣散。

②补中祛积

王肯堂认为，脾胃虚弱，内生寒积可致漏下，治宜调和脾胃，"大益元气"，并以"大热之剂"祛其寒凝，可用黄芪当归人参汤。若兼痰积瘀血，可用地黄丸。

（3）血海虚寒，治以温剂

血崩之因虚、热者居多，但王肯堂总结各家之说，提出"盖亦有血海虚寒而不禁者"，当以温剂治之。其在《女科证治准绳·调经门·血崩》中总结出 20 余首方剂治疗寒凝血崩，此法也是王肯堂治疗血崩的一大特点。

王肯堂总结的治疗寒凝血崩的常用方：温经散寒的伏龙肝散；暖血海、实冲任的白芷暖宫丸、震灵丹、紫金散；益气固冲的断下汤；温补心肾的丁香胶艾汤、济生肾气丸；温中暖脾的附子理中汤；治冲任虚衰，肾气不固而漏下的鹿茸丸、芍药汤。其用药常取阿胶、艾叶、干姜、川芎等，并提出"伏龙肝为止血圣药"。

（4）阴虚阳盛，治以凉剂

热迫则血妄行，故治当以凉剂。王肯堂对于"肾水阴虚，不能镇守包络相火"之崩漏，选用凉血地黄汤治疗，亦可用大剂直折其热之黄连解毒汤。凉法之方，尚有清热凉血之金华散、奇效四物汤、芎劳汤；亦有单取黄芩以止崩者；还有清肝和脾的逍遥散加黑龙胆、炒山栀，并移用张仲景治热入血室之小柴胡汤。虽曰凉法，然在用药上，王肯堂对龙胆草、山栀、黄芩、黄连等苦寒之品强调可炒黑用之，以加强止血之功。

（5）漏下出血，治以收敛止血

王肯堂认为，对于崩漏下血需以收涩之剂收敛止血，强调以炭类药及其他收敛性药物为主的治漏之法。其谓："夫血者，心主色也。血见黑则止者，由肾水能制心火也。"但同为崩中漏下，也有虚实寒热之不同，其在处方用药上亦有所区别。如有凉血止血之十灰散、行血止血之五灵脂散、温经止血之神应散，还有治气血虚损致崩中漏下的黑金散等。

（6）治崩应重视服药时间及调服之品

王肯堂论治崩漏，特别强调服用治崩之剂时，在服药时间及调服之品的选择上非常有讲究，其思路可谓独具匠心。服药时间多在食前，空腹；调服品一般取童便、酒、醋及米饮等。如重者多以米饮调服，寒者多取酒调下，实者、热者多选童便或醋调服之，颇有见地。

（7）治崩可结合针灸疗法

王肯堂对于崩漏的辨证论治，除重点强调内治法外，还强调治崩需结合针灸疗法，提出"败血不止，三阴交、百劳、风门、中极、肾俞、曲池、绝骨"。他转引《针灸甲乙经》"阴暴出，经水漏，然谷主之""妇人漏血，腹胀满不得息，小便黄，阴谷主之"，以及《备急千金要方》"漏血，少腹满如阻，体寒热，腹偏肿。女子血不通。会阴主之"。

案例1

丁未年冬，郭大方来说，其妻经水暴崩不止，先曾殒身失血，自后一次经数日而来，今次不止。其人心窄，性急多惊，以予料之，他日必因心气不足，饮食失节得之。大方曰容。到彼诊得掌中寒，脉沉细而缓，间而沉数，九窍微不利，四肢无力，上喘气短促，口鼻气皆不调，果有心气不足，饮食失节，脾胃虚弱之证。胃脘当心而痛，左胁下急缩有积，当脐有动气，腹中鸣下气，大便难，诸虚证极多，不能尽录。拟先治其本，余证可以皆去。与安心定志，镇坠其惊。调和脾胃，大益元气。补其血脉，养其心神。以大热之剂，去其冬寒凝在皮肤内。少加生地黄，去命门相火，不令四肢痿弱。黄芪当归人参汤：黄芪、人参、麻黄（不去节，实表闭汗）、黄连（镇心惊）各一钱。当归一钱半，草豆蔻七分，神曲（消食，去脾胃寒）、桂枝（必先岁气，无伐天和也）、陈皮各五分，杏仁九个（研如泥），生地黄三分（去肾火，大去冬月相火之旺）。上为粗末，水三大盏，先煮麻黄数沸，去滓入前药，同煎至一大盏，于巳午之前，食消尽服之。其胃脘痛乃胃上有客寒，与大热药草豆蔻丸一十五丸，其痛立止。再与肝之积药，除其积之根源而愈。

——《女科证治准绳·调经门·血崩》

案例 2

尝治一老妇人血崩不止，流流不绝，满床皆血，起床不得者三月矣，腹满如孕。予作虚夹痰积污血治之。用四物四两，参、术各一两，甘草半两以治虚；香附三两，半夏一两半，茯苓、陈皮、枳实、缩砂、玄胡各一两，以破痰积污血。分二十帖，每帖煎干，加荷叶、侧柏叶汤再煎服之，服尽良愈，今再不发，神效。

——《女科证治准绳·调经门·血崩》

（九）经闭

1. 概述

王肯堂博采众家之长，基于《黄帝内经》《针灸甲乙经》的理论，汲取李东垣、朱丹溪、张子和、薛己等医家的学术思想和诊疗经验，并融合自己的观点，在《女科证治准绳》中详细论述了闭经的病因病机和辨证施治。他认为闭经证有虚实寒热，需审证求因，分而治之。《女科证治准绳·调经门·经闭》中提到了多种调治闭经的方法，其中王肯堂采用针灸调经颇具特色。

2. 病因病机

王肯堂引用《素问·阴阳别论》"二阳之病发心脾，有不得隐曲，女子不月"，谓"月事不来者，胞脉闭也"。他总结李东垣的观点，论及经闭不行的原因有三：中焦热结、下焦胞脉热结和上焦心肺热结。脾胃久虚，形体羸弱，气血俱衰，而致经水断绝不行；或因劳心，心火上行，月事不来，胞脉闭也。因胞脉属于心而络于胞中，若气上迫于肺，心气不得下通，故月事不来；或病中消胃热，善食渐瘦，津液不生，津液既绝，为热所烁，时见消渴，血海枯竭，血枯经绝。王肯堂综观前贤对经闭的认识，认为经闭之因不外寒热虚实，与脏腑气血密切相关，常见心脾两虚、三焦郁热、血枯经闭等证候。

3. 辨证施治

（1）心脾两虚

心情抑郁，心血不流，脾不化精血，致生化乏源，而发经闭，治宜泻心火、养脾血。王肯堂提出"先服降心火之剂，后服《局方》中五补丸，后以卫生汤治脾养血也"，方药可用芩、连及三和（四物、凉膈、当归等分）之类，五补丸、卫生汤。如《女科证治准绳·调经门·经闭》所述："一妇人胃气素弱，为哭母吐血咳嗽，发热盗汗，经水三月不行。余以为悲则伤肺，思则伤脾，遂朝服补中益气加桔梗、贝母、知母，夕用归脾汤送地黄丸而愈。"

（2）三焦郁热

王肯堂在《女科证治准绳·调经门·经闭》中，结合李东垣对经闭的认识，论及经闭与三焦郁热有关，可见中焦胃热，或下焦胞脉热结，或上焦心肺热结。

①上焦郁热

"劳心，心火上行，月事不来者，胞脉闭也。"治上焦郁热，宜泻心火、养心血。如"裴泽之夫人病寒热，月事不至者数年，又加喘嗽，医者率以蛤蚧、桂、附投之。曰：不然。夫人病阴为阳所搏，温剂太过，故无益反害，投以凉剂，凉血和血药，则行矣"。方如芩、连及三和之类。三和者，四物、凉膈、当归等份也。

②中焦郁热

"胃热，善食渐瘦，津液不生。夫经者血脉津液所化，津液既绝，为热所烁，肌肉渐瘦，时见渴燥，血海枯竭，名曰血枯经绝"，治疗上"宜泻胃之燥热，补益气血，经自行矣"，方如调胃承气之类。

③下焦郁热

胞脉热结，经水不通，可见"心包络脉洪数，躁作时见，大便秘涩，小便虽清不利，而经水闭绝不行，此乃血海干枯"，治疗宜"调血脉，除包络中火邪，而经自行矣"，方如玉烛之类。

④血枯经闭

《女科证治准绳·调经门·经闭》云："少年时有所大脱血。若醉入房中，气竭肝伤，故月事衰少不来也。"论中采用朱丹溪之法，"血枯经闭者，四物汤加桃仁、红花。阴虚经脉久不通，小便短涩身疼者，四物加苍术、牛膝、陈皮、生甘草作汤。又用苍莎丸加苍耳、酒芍药为丸，就煎前药吞下"，治以大补气血、补养真元为主。如《女科证治准绳·调经门·经闭》记载："一妇人因劳耳鸣，头痛体倦。此元气不足，用补中益气加麦门、五味而痊。三年后得子，因饮食劳倦，月经不行，晡热内热，自汗盗汗，用六味地黄丸、补中益气汤，顿愈。"（《女科证治准绳·调经门·经闭》）。

（3）下利经断

《女科证治准绳·调经门·经闭》云："利不止而血断者，但下利亡津液，故经断。利止津液复，经当自下。"下利频数，耗伤津液，精血衰少，渐致月经不来，治疗以止利健脾养血之法。

（4）寒凝气结

血得温则行，得寒则凝，胞宫受寒，血气凝结，则经断不通。《女科证治准绳·调经门·经闭》云："虚积冷结气为证，经水断绝。"其症可见"血寒积结胞门，寒伤经络，凝坚在上，呕吐涎沫，……在中盘结，绕脐寒疝。

或两胁疼痛，……或结热中，……脉数无疮，肌若鱼鳞，……经候不匀，令阴掣痛，少腹恶寒，或引腰脊，下根气冲，气冲急痛，膝胫疼烦，奄忽眩冒，状如厥颠。或有忧惨，悲伤多嗔"。治以温通胞宫及冲任，化瘀成瘕之法。方药可用《女科证治准绳·调经门·经闭》中列举的琥珀散、《千金》桃仁煎、三棱丸、红花当归散、牛膝散、桂枝桃仁汤、温经汤等。如王肯堂所用"土牛膝散治妇人、室女血闭不通"。

（5）痰湿壅滞

素体脾虚或饮食不当伤脾，痰湿壅结阻滞冲任二脉，或结块，或月水不行。王肯堂引朱丹溪所言："积痰伤经不行，夜则妄语。……杨村妇人年二十余，二年经闭，食少乏力。黄连二钱，白术一钱半，陈皮、滑石各一钱，黄芩半钱，木通三分，桃仁十二个，甘草炙，少许。此方分两有讹。上丹溪治痰结胸腹而经闭之法，皆用轻剂导痰降火也。"

治疗经闭，除辨证用药外，王肯堂还采用针灸调经，也颇有特色。《女科证治准绳·调经门·经闭》中提到多种调治闭经的方法及穴位，涉及三阴交、四满、气海、阴交、气穴、照海、带脉等效验穴。如"经脉不通，已有寒热，此穴大效。三阴交（三分，立有效，如疼时，乃经脉要通也）""经脉不通，已有寒热……又法，四满（在丹田傍一寸半）""女子不下月水，照海主之""月水不通，奔，泄气，上下引腰脊痛，气穴主之""妇人少腹坚痛，月水不通，带脉主之""经脉不通，变成瘕证，饮食如常，腹渐大如蛊。气海（用针通管去其泻水恶物），阴交（取法亦如上，去其恶物）"。

案例1

陈氏妇二十余岁，形肥痞塞不食，每日卧至未牌，吃一盏薄粥，吃粥后必吐水半碗，仍复卧，经不通三月矣。前番曾暗通黑色，脉之，辰时寸关滑，皆有力，午后关滑寸不滑。询之，因乘怒饮食而然。遂以白术一两半，厚朴、黄连、枳实各一两，半夏、茯苓、陈皮、山楂、人参、滑石各八钱，缩砂、香附、桃仁各半两，红花二钱，分作十帖，每日服一帖。各入姜汁二蚬壳，间三日以神佑丸、神秘沉香丸微下之，至十二日吐止，食渐进，四十日平复如故。

——《女科证治准绳·调经门·经闭》

案例2

汪氏妇三十余，形瘦，亦痞不食，吐水，经不通，以前药方加参、术、归为君，煎熟，入竹沥半盏，姜汁服之。但不用神佑丸下，亦平复。若咳嗽寒热而经闭者，当于咳门湿痰条求之。

——《女科证治准绳·调经门·经闭》

（十）小儿泄泻

1. 概述

王肯堂在其多本专著中均对泄泻有专门论述。集各家诊疗思想之所长，总结诊治泄泻的经验，并结合个人观点，在《幼科证治准绳·泻》中对小儿泄泻的病因病机、治法方药等进行了系统阐述。

2. 病因病机

《幼科证治准绳·泻》云："论泻之原，有冷泻、热泻、伤食泻、水泻、积泻、惊泻、风泻、脏寒泻、疳积酿泻，种种不同。"王肯堂尤其对小儿泄泻中冷泻、热泻、伤食泻、水泻、惊泻的病因病机有较为系统而独到的阐述。

冷泻，乃脾胃虚寒，水谷不化所致；热泻，乃"脏中有积，可因乳母好饮酒，或嗜热物，或生下伤湿蕴热所致"；伤食泻，"乃脾胃素弱，复为生冷果食所伤"，或"因乳母餐生冷肥腻之物，自乳而过"所致；水泻，又称洞泄，症见"泻黄水而小便少"，次数多而无度，是夏秋之际，"昼则解衣取凉，夜则失盖感冷，冷热相激，清浊浑乱"，或因"母自热中来，乳有热气，遽以哺之，令儿脾胃不和，水谷交杂而下"所致；惊泻，乃"慢惊病后，或吐泻胃虚，或气弱因惊"所致，症见"眼白如淡墨，下痢青黄"。

3. 辨证施治

（1）冷泻

王肯堂参考薛铠的诊疗思想，认为冷泻者乃脾胃虚寒，水谷不化所致，病变特点可见泻下清稀，腹痛而鸣，面色㿠白而自汗出，兼有慢惊风、潮热者，可用冲和饮合当归散，水、煨姜煎服。若因饮食生冷，损伤脾胃，先用理中汤，后用异功散；若命门火衰，不能温养脾胃，脾胃虚寒所致者，用益黄散及八味丸。

王肯堂还参考《婴童百问》所云，论及冷积泻用没石子丸极效，人参散、理中汤加减尤佳。其载入朱丹溪所云："泻青，亦是寒，宜用苏合香丸、平胃散各等分，蜜汤调服。"

（2）热泻

王肯堂参考薛铠所云"小儿热泻者，大便黄而赤，或有沫"，指出小便赤少，口干烦躁，治法当用"钱氏白术散去木香用之，五苓散去桂亦可服"。若热甚者，可用"四逆散、大柴胡汤去大黄，服之"，或"用黄连丸等剂亦佳"；若"夹热而泻，太阳与少阳合病，自下利者，与黄芩汤"，呕者加半夏；若小便秘涩赤甚者，可用四顺清凉饮治疗。

（3）伤食泻

王肯堂参考薛铠所云，凡伤食泻，"不宜便补，先用消食药，或用紫霜丸取其积尽，然后可补"。他强调，凡伤食泻"不可即止，宜节饮食"，先用进食丸消其积滞，再用钱氏加减益黄散，后用"异功散、四君子汤调理，必取全安"。

王肯堂参考李东垣所云"伤食则恶食，小儿食泻者，因饮食伤脾，脾气不能健运，故乳食不化而出"，指出小儿"嗳臭吞酸，胸膈胀满，腹痛按之益痛者"，属食积未消，当用保和丸。若腹痛按之不痛，乃食积已消，当用异功散；若"脾气伤而未复，不思饮食者，用六君子汤"；若因饮食生冷而泻者，可加木香、干姜；若"乳食已消，腹痛已止，泻尚未止者"，是因脾气不升，清阳下陷所致，当用补中益气汤治疗。

（4）惊泻

王肯堂参考钱乙的诊疗思想，认为惊泻在治疗上需温补并用，可用至圣保命丹、钩藤饮。若见吐乳，可选用消乳丸、进食丸；若见"微渴心脾喘燥狂热，此泻尤难治，辰砂五苓散主之"。

王肯堂参考薛铠的诊疗思想，认为小儿惊风则伤肝，肝病乘脾，脾虚则乳食不化，水道不开，故泄泻色青；同时强调，惊泻亦有因"乳母脾虚受惊，及怒动肝火而致者"。故治法当"平肝补脾"，且慎勿用峻攻之药，"凡见惊证，即宜用四君、六君、异功散等方，加白附子定风，柴胡平肝引经以杜渐，则必不至泻搐而自安矣"。

案例

冯承务子五岁，吐泻壮热，不思食饮。钱氏见目中黑睛少而白睛多，面色㿠白，曰：此子必多病。面色㿠白者神怯也，黑睛少者肾虚也，黑睛属水，本怯而虚，故多病也。纵长成，必肌肤不壮，不耐寒暑，易虚易实，脾胃亦怯，更不可纵恣酒欲。若不保养，不过壮年也。面上常无精神光泽者，如妇人之失血也，今吐利不食壮热者，伤食也。又虚怯不可下，下之，虚入肺则嗽，入心则惊，入脾则泻，入肾则益虚，但宜以消积丸磨化之，为微有食也。如伤甚，则可下，不下则成癖也。若实食在内，亦可下也。下毕，补脾必愈，随其虚实，无不效者。

——《幼科证治准绳·脾脏部·吐泻》

二、医案选粹

　　王肯堂没有医案专著，其本人医案散见于所著各书之中，前人也未曾就王肯堂医案进行过全面的搜集、提取和系统整理。笔者通过阅读其部分医案，认为具有重要的理论意义和临床价值，对于理解王肯堂的学术思想和诊疗特色，有重要的启示意义，故从其全部著作中提取出王肯堂本人的医案。其中部分医案作为前面论述王肯堂病证诊治特点的佐证。现另外选择60余例，简要介绍如下。医案中和医案下有王肯堂之"案"和"释"，作为医案的补充说明。

泄泻案

　　曹氏，廿五，产后久泻，腹痛。脉迟细，两尺虚躁。

　　〔案〕此郁寒在内，而下元之气不旺也。川郁金一钱，归身二钱，枸杞子二钱，肉果一钱（面煨），黑芝麻二钱，鹿角胶二钱，南天烛一钱。

　　〔释〕此寒露后四日方也。木齐金化之年，又值少阳间气主事，耗泄母气，故肾脏之真阴真阳皆虚，宜用枸杞、芝麻、鹿胶、南烛以培之。郁金靖少商之气，金靖而后能生水。当归苦温散寒，通行血气。佐以肉果，治病标也。南烛，气味酸涩，结实于霜雪之中。其色红润，叶似冬青，性类枸杞，服食家制为青精饭，强筋益气。盖禀坎中之真阳，而兼甲木胎养之意者也。近世人不知用，故特表之。

——《医学穷源集·卷三》

咳喘案

　　殷子，周岁，咳嗽喘急，痰涎壅盛。脉浮滑。

　　〔案〕此由肺气不得舒达之故耳。赤茯苓一钱，桑白皮二钱，桂枝八分，茶叶一钱，甘菊花钱半，砂仁一钱（酒炒），黄芩五分，麦门冬一钱，桑枝一钱。

〔释〕此寒露后七日方也。丁系金兼木化之年，上半岁天符在木，金气不能兼化。至月临西戌，天运太商，加以太阴客气生扶比合，金气焉有不盛者哉。肺为辛金而属太阴，依运得气，清净之域翻致盛满而郁，故方用舒达清解之味也。桂枝启水中之生阳，上交于肺，且禀太阳之气以配太阴，取肺肾相交、阴阳和洽之意。砂仁导气以归肾，酒制则行于至高之分，引其气以归于下，使金气有所归宿，自无上浮之患矣。

——《医学穷源集·卷三》

瘰疬案

陆女，十九，手足瘰疬，忽然狂叫，腹痛卒倒，不省人事。脉象结促。

〔案〕此郁毒也。乌药四钱，鬼箭羽三钱，郁金三钱，净银花钱半，砂仁二钱，粉甘草二钱，甘遂六分，大贝母二钱，引用马粪金汁。或不能猝辨，即用多年围砖亦可。或参用人中黄、地丁、木瓜、柽柳、蜂房、莲房。多煎多服为妙。

〔释〕此春分后十日方也。木齐金化之年，木气本强，但以太阳寒水在上，其年又春行冬令，木气郁而未舒，节过春分，天气骤和，主客之角运倏旺；而间气乃属阳明，故强木忤金，交战于胃阳之分。此病象之所以暴也。方用辛散扶金之法，参以顺气平木之味，兼用秽浊之物以解郁毒，相反之味以攻固结。因时制宜之妙，蔑以加矣。

——《医学穷源集·卷三》

泻痢案

邓翁，六二，腹痛烦渴，泻痢不止，医以胃苓汤治之，不效。脉两关及左尺数濡，右尺沉伏。

〔案〕此腠理不调耳。红曲二钱，无名异一钱，花粉二钱，茯苓块三钱，香附一钱，莱菔子一钱，小生地二钱。

〔释〕此癸丑年清明后六日方也。天运太宫，月建辰土，客气属少阴君火主事，而本年乃火运不及，水来兼化之年，故少阴火弱，不能生太宫之土，以致阳明辰土不能散布津液，而腠理不能调适耳。明乎此理，则此方之妙，不烦言而解矣。用胃苓汤不效者何也？太宫辰土，乃阳明转输之府，胃苓专于去湿，而不能助布津液。且中焦取汁奉心化血，而后少阴乃得行其令；胃苓专走气分，何能兼顾少阴乎。此等毫厘千里之别，学者不可不详审也。

——《医学穷源集·卷四》

头痛案

冯氏，四十，头目昏痛，鼻多浊涕，时或痰嗽，胸胁不舒，腰疼白浊，饮食减少。医以神术散及逍遥散治之不效，改用节庵再造散，反增喘咳。脉微细如丝，两尺伏。

〔案〕此症系相火不守，上烁真金也。此时只宜开肺郁，而壮水以制火耳。门人问曰：此人脉象微细，而师云火盛，何也？师曰：尔不知尺寸三部，皆手太阴之动脉乎？肺为诸脏之华盖，故借以诊之耳。今三部皆微，正火烁真金之象。然亦必须合岁气天和之理而详审之，方无舛错。古所谓按脉切理者，原非仅浮沉迟数之大略已也。川郁金三钱，白芷钱半，白薇一钱，薤白二钱，葛根一钱，赤芍药一钱，杜仲二钱（盐微炒），紫苏八分，白苏子六分，黑豆皮二钱，引用白果六枚，去心入煎，服六剂。

〔释〕此戊午年谷雨后七日方也。太乙天符之岁，火齐水化之年，水气原弱，况值二气厥阴之令，煽火而忤金，金不能生木，水亦不能涵金，而子母俱瘠矣。方用解散庚金，清润辛金之法，并乘月建天运之土气以生之，则金气从革，而水气有根，且可借其势以制风木，而不致有郁滞生火之患矣。

——《医学穷源集·卷四》

黑斑案

周女，八岁，遍身黑斑，头晕身软，神情昏惑。脉沉细无力。

〔案〕黑斑之症，本不可治，比红紫者十倍。此子盖脾弱久矣，故水不归垣，上乘金位而克火也。急须服药以泄其外。黑羊血二钱，延胡索三钱，归尾三钱，花粉二钱，蒲公英二钱，升麻六分，皮硝八分，臭桐皮三钱，赤桎皮二钱，雄黄钱半，紫地丁三钱，荷叶一大个，大贝母钱半，甘草节钱半，大青叶一钱。

〔释〕此癸亥年大暑前四日方也。气交之分，中运主之，本年中运不及，胜气在水，更值厥阴司天谢事，客运之少商克之，木弱不能生火而疏土，而素患脾弱之人为水所乘，而转输不灵，而斑疹起矣。脾与胃相为表里，故方中以疏里脾胃之味为君，以条畅厥阴之味为臣，以清散少商辛金之味为使。而其大要，总归于扶火而抑水。盖羊为火畜，而血为心主，用黑色者，从其类也。佐以归尾、雄黄，助丁火以解癸水之毒耳。

——《医学穷源集·卷四》

痹症案

吴姓，二十六，风邪外感日久，医汗之不解，反致胸膈不宽，腹中便硬，遍身筋骨拘挛，医又用承气法下之，不效。脉数濡。

〔案〕湿热固结三焦，以致营气格绝而枯罔也。难矣哉！大豆黄卷四钱，竹茹三钱，通草五钱，泽泻二钱，净银花三钱，瓜蒌仁二钱，车前三钱，枳实一钱。

〔释〕此甲寅年白露前六日方也。月建申金，天运初交少角，客气阳明主事。此时客气与月建相合，治法当以阳明为主固已，而少角为乙木，实管周身之筋脉，又前运之太羽失于滋养，则水气不能滋木，不得不急用补干之法，使太羽之水气流通无滞，而后乙木可条达，庚金可传布也。黑豆本属水，又经水浸而生芽，勾萌甲坼，得水木相生之意，仲景薯蓣丸用之治虚劳风气，理可推矣。

——《医学穷源集·卷五》

咳血案

于姓，十六，咳嗽吐血，劳热气急，多汗。脉洪实。

〔案〕心包络之火，下起于太阳，而上煽于阳明，当以治络为主，亦须旁及二经。浮小麦五钱，苏梗节五钱，黄芩三钱，麦冬钱半，地骨皮二钱，女贞子二钱，茯神二钱，香附钱半，远志肉二钱，净枣仁三钱，木香二钱，青皮一钱，红花炭一钱，甘草一钱。

〔释〕此己未年清明前三日方也。月建卯木，天运太商，客气属少阴君火；卯木本属厥阴，因君火主令，故移热于手厥阴；又少阴之火合于太阳之标热，而天运之太商又属阳明之燥土；燥、火、热三者合并，煽于包络之分，此火之所以盛也。其用苏梗、木香者何也？太乙天符之岁，又逢火令，土气滞重已极，若不早为平治，恐气至司天之候壅极而溃，不可救药矣。

——《医学穷源集·卷四》

哮喘案

余子，十五，痰喘气结。脉微细。

〔案〕雪山朱子曰：金水少相涵之妙也。薤白三钱，青皮一钱，大麦冬钱半，白苏子一钱，桔梗一钱，瓜蒌仁二钱，炒栀子一钱，车前子二钱，黄芩钱半，降香一钱，寒食面三钱，葱白三茎。

〔释〕此乙卯年立秋后六日方也。火兼金化之年，又值申金尚未出伏，金受火刑已久，更有天运之少角助火之威，而太阳之寒水不能上通于肺，只见其标热而已，方惟有滋助庚金以降火气，开散辛金以通水气，更用青皮以平少角，使不得助火之威。盖金清水平，则肺气自畅，清肃令行，火降而痰消矣。

——《医学穷源集·卷五》

咳嗽案

瞿姓，廿七，从客冬起，偶因心思郁结，咳痰常带血珠，面部天庭冷如冰铁，不知痛痒，兼之耳聋。脉浮无神。

〔案〕阳水不舒，不能生火，而无根之火失所统摄也。桑白皮二钱，海螵蛸二钱，白芍二钱，白术二钱，白茯苓二钱，远志肉三钱，砂仁二钱（土炒），香附二钱（醋炙），辛夷仁钱半（去皮毛），朱砂三分，侧柏叶为引。服五剂。

〔释〕此庚申年雨水日方也。病起于客冬太阳主令之时，本寒之气未足于下，标热之气浮泛于上，是以阳木失养，而本年金齐火化，真火微弱。故方用桑皮、辛夷之类以平金，而用香砂、远志以扶火。盖金气平则甲木条畅，火气盛则脾土滋长，甲与己合同而化矣。

——《医学穷源集·卷五》

瘰疬案

某姓，十九，颈生痰核。脉浮滑而濡，左尺伏。

〔案〕朴硝一钱，皮硝一钱，极细飞面一钱，冰片四分，甘草一钱，木通一钱，丹参一钱，用甘草水浸全料一昼夜。服五剂愈。

〔释〕此立夏后七日方也。客气太阳主事。太阳之气本于水府，外行通体之皮毛，从胸膈而入于中土。今值土兼水化之年，法宜助水而泄土，二硝苦寒而咸，禀太阳寒水之气而消除结固留癖者也。冰片香窜，外走皮毛，能散辛金之郁。木通藤蔓空通，其性自上而下，自外而内，故为此疾佐使之味。飞面、丹参清降手少阴之浮火，因太阳之标热上合心经也。既用甘草入药，复用甘草水浸全料者，取其归于中土，使太阳与太阴相合耳。

——《医学穷源集·卷六》

三阴疟案

孔翁，五三，三阴疟，疾从前岁九月起，游衍逾岁。脉左寸伏，右寸浮滑，右关迟滞。

〔**案**〕水相荡而成沫，烟将尽而结灰，物理触处可通。此症盖游症也。然痰火犹逼而未解，用疏理不用攻伐，用化解不用武断也。青蒿一钱，青木香一钱，青皮一钱，白蒺藜一钱，白茯苓一钱，白蔻仁一钱，天冬一钱，朴硝一钱，鳖甲一钱，黄芩一钱，车前子一钱，白苏子六分，白花百合二钱，鸡内金二钱，肉果一钱，服十剂。

〔**释**〕此丙辰年谷雨后三日方也。病起于卯年厥阴间气之候，延至辰年阳明客气之时。方内三青及鳖甲、黄芩以解厥阴之郁，用三白及鸡内金以疏阳明金土之滞，此皆治本之味也。天冬、朴硝、车前用癸化戊，以利湿而清热。苏子、百合因庚及辛，以润燥而降痰，此皆治标之味也。然水齐土化之年，土气终弱，故加肉果以益釜底之薪，则土气旺而金气平，木气达而水气利，三阴之郁，一时通解矣。

——《医学穷源集·卷六》

胁痛案

徐氏，廿五，是年春，因丧子悲恚，遂致经脉不行，呕哕眩晕，腰疼胁胀，饮食日少，形徒骨立。脉郁涩而濡，两寸沉。

〔**案**〕香蒿二钱，香附钱半（酒炙），石菖蒲钱半，法半夏一钱，枳壳一钱，青皮八分，黑芝麻钱半，云母粉八分，秦艽一钱（酒微炒），女贞子钱半（米饮炒），川芎钱半，服八剂。

〔**释**〕此辛酉年夏至后三日方也。天运少徵，客气逆行，太阴主事，故以菖蒲、川芎开心经之郁，余皆滋水克土，以疏太阴而扶中运之不及者耳。云母者，云之母也，其性益气而升阳。盖云本由地中之湿气而生，故云母为土中升散湿气之味，列于《本经》上品，为服食养生之药，方书亦有云母丸及服食诸法，后人不能格物穷理，故入方甚少。附注于此，以备参考。

——《医学穷源集·卷六》

腹痛案

刘妇，卅七，胸腹疼痛则吐泻不止，气闷欲绝。脉象沉结。

〔案〕云图李子曰：此乃金土不清之疾，只以和解为宜。花粉二钱，陈佛手八分，陈笋衣一钱，楂肉钱半，丹参钱半，山慈菇八分，黑山栀钱半，茯神钱半，东丹一钱，陈仓米一钱，伏龙肝一块，甘草八分，陈莱菔菜二钱半。

〔释〕此丙寅年冬至后一日方也。是年客运终于太商，太商属阳金，故有金土不清之疾。方用清理金土固已，而扶助火土以制中运之强水，镇靖风木以平客气之厥阴，固亦未尝或疏焉。

——《医学穷源集·卷六》

呕逆案

吴氏，卅五，口苦呕逆，心疼胁胀，腰膝牵痛，不能转侧，医以逍遥散、复脉汤及舒肝养血之药年余不效。脉寸虚大，关弦细，左右尺皆虚。

〔案〕此少阳之症。少阳与肾经为表里，此体而彼用。肾阴中有阳，胆阳中有阴，水能生木，木能生火，故曰相火寄于肝胆之间。其色青，阳木也。人但知木病而不分阴阳，故困顿至此，亦几希矣。今惟用滋水以舒胆经之郁可也。山萸肉三钱，肉苁蓉二钱，元参三钱，丹参三钱，黑料豆钱半，菟丝子二钱，知母钱半，黄芪一钱，杜仲二钱，木香钱半，木通钱半，干姜二片。

〔释〕此戊午年芒种后二日方也。天运少宫，月建午火，节至芒种。久属少阴司天之令而病属少阳，故以阳木之味为君，少阴之味为臣，少阴与少阳本相配也。至于少宫属阴土，乃阳木所赖以滋长者也，补之疏之宜矣。复用苦泄之味以清其火者，何也？土为火之子，天符火盛之年，少阴嫌其太实，实则泻其子也。况丙丁同旺于午，泻己土即所以泻丁火也。而又必兼用补土之味者，以此症本非实症，且欲借以降君火而摄相火也。此等真机，世医罕识。

——《医学穷源集·卷四》

痿证案

里中一老医，右手足废，不能起于床者二年矣，人传其不起，过数月遇诸涂，讯之曰：吾之病几危矣，始服顺气行痰之药，了无应验，薄暮神志辄昏，度不可支，令家人煎进十全大补汤，即觉清明，遂日服之，数月能扶策而起，无何则又能舍策而步矣。经云：邪之所凑，其气必虚。吾治其虚，不理其邪，而邪自去，吾所以获全也。余曰：有是哉，使进顺气疏风之药不辍者，蟊木拱矣。然此犹拘于成方，不能因病而变通，随时而消息，故奏功稍迟，使吾为之，当不止是也。姑书之以俟明者采焉。

——《郁冈斋医学笔尘·卷上·中风》

痰证案

丹阳贺鲁庵，年七十余，膈间有痰不快，饮食少思，初无大害，就医京口，投以越鞠丸、清气化痰丸，胸次稍宽，日日吞之，遂不辍口，年余困顿不堪，僦舟来访，问脉于余。则大肉已脱，二手脉如游丝，太溪绝不至矣。见余有难色，因曰：吾亦自分必死，但膈间胀满太甚，大便秘结不通，殊以为苦，但得稍宽，即瞑目无憾也。因强余疏方，以至亲难辞教，用人参、白术之类，大剂进之，少顷如厕，下积痰升许，胸膈宽舒，更数日而殁。夫二丸乃时师常用之药，本欲舒郁，适增其痞，本欲清痰，反速其毙，岂不悖哉。明效若是，而病家乃无悔悟惩创之心，岂宿业已深，大命垂绝，故天塞其衷，而使之决不可返耶！不然，何不论于理，而甘就屠戮者之众也。

——《郁冈斋医学笔尘·卷上·痰》

大小便难案

《素问·金匮真言论》："北方黑色，入通于肾，开窍于二阴。"故肾阴虚则大小便难，宜以地黄、苁蓉、车前、茯苓之属，补真阴、利水道，少佐辛药，开腠理，致津液而润其燥，施之于老人尤宜。若大小便燥结之甚，求通不得，登厕用力太过，便仍不通，而气被挣脱，下注肛门，有时泄清水，而里急后重不可忍者，胸膈间梗梗作恶，干呕有声，渴而索水，饮食不进，呻吟不绝，欲利之则气已下脱，命在须臾，再下即绝。欲固之，则溺与燥矢膨腹肠间，恐反增剧。欲升之使气自举，则秽物不为气所结，自然通利，则呕恶不堪，宜如何处。

家姑，年八十余，尝得此患，予惟用调气利小便之药，虽仅获效，而不收全功。常慰之，令勿性急，后因不能忍，遂索末药，利下数行，不以告予，自谓稍快矣。而脉忽数动一止，气息奄奄，颓然床褥。余知真气已泄，若不收摄，恐遂不救，急以生脉药投之，数剂后，结脉乃退。因合益血润肠丸与服，劝以勿求速效，勿服他药，久之自有奇效。如言调理两月余，而二便通调，四肢康胜如平时矣。向使图目前之快，蔑探本之明，宁免于悔哉。便秘是老人常事，盖气固而不泄，故能寿考；而一时难堪，辄躁扰而致疾。求通润之方，非益血而滋肾，乌乎可也。丸方虽为家姑设，而可以通行天下，故表而出之，以为孝子养亲，仁人安老之一助云。

益血润肠丸：熟地黄六两，杏仁炒、去皮尖，枳壳麸炒黄色，麻仁拣去壳令净，壳反涩大便也，各三两。以上三味俱杵膏。橘红二两五钱，阿胶炒，肉苁蓉酥烹透，烘干，一两五钱，苏子炒、锁阳酥煮、荆芥各一两，末之。以前三味膏同杵千余下，仍加炼蜜，丸如桐子大，每服五六十丸，空心白汤送下。

——《郁冈斋医学笔尘·卷上·大便不通》

淋浊案

外兄贺晋卿，因有不如意事，又当劳役之后，忽小腹急痛欲溺，溺中有白物如脓，并血而下，茎中急痛不可忍，正如滞下后重之状，日数十行，更数医不效，问方于余。余作污血治，令以牛膝四两，去芦，酒浸一宿，长流水十二碗，煎至八碗，再入桃仁一两去皮，炒红花二钱五分，当归梢一两酒洗，赤芍药一两五钱，木通一两，生甘草梢二钱五分，苎麻根二茎，同煎至二碗，去渣，入琥珀末二钱，麝香少许，分作四服，一日夜饮尽，势减大半。

按《素问·奇病论》云：病有癃者，一日数十溲，此不足也。今瘀血虽散，宜用地黄丸加菟丝、杜仲、益智仁、川牛膝之属，补肾阴之不足，以杜复至。因循未及修治，遂不得痊愈，或闭或一夜数十起，溺孔痛甚，竟服前丸及以补肾之药入煎剂，调理而安。

从兄尔祝得淋疾，日数十溲，略带黄，服五苓散稍愈，因腹中未快，多服利药，三五日后忽见血星，医以八正散治之不应，索方于余。询知其便后时有物如脓，小劳即发，诊得六脉俱沉细，左尤甚，此中气不足也。便后脓血，精内败也。经云：中气不足，则溲便为之变。宜补中益气汤，加顺气之药，以滋其阳；六味地黄丸疏内败之精，以补其阴，更加五味子敛耗散，牛膝通血脉，终剂而安。

——《郁冈斋医学笔尘·卷上·淋浊》

附骨疽案

一人生附骨疽，脓熟不能泄，溃而入腹，精神昏愦，粥药不入，医无所措手，延余治。余诊之脉细如蛛丝，气息奄奄欲绝，余曰：无伤也，可以铍针刺其腹，脓大泄，然昏清稀泄，时若蟹吐沫。在法为透膜不治，或讯余。余又曰：无伤也，可治，参、芪、附子加厥阴行经之药，大剂饮之，为制八味丸，丸成服之。食大进，日啖饭升余，肉数脔，旬日而平，所以知可治者。溃疡之脉洪实者死，徐细者生，今脉微细，形病相合，知其受补，故云可治也。所以刺其腹者，脓不泄有内攻之患，且按之而知其创深，即刺之无苦也。所以信其不透膜，即透膜无损者，无恶候也。所以服八味丸者，八味丸补肾，气旺而上升，则胃口开而纳食，故食大进也。泄脓既多，刀圭之药，其何能济，迁延迟久，且有他患，故进开胃之药，使多食粱肉以补之，肌乃速生。此治溃疡之要法也。

——《郁冈斋医学笔尘·卷上·溃疡》

乳痈案

隆庆庚午，予自秋闱归，则胞妹已病，盖自七月，乳肿痛不散，八月用火针取脓，医以十全大补汤与之，外敷铁箍散不效，反加喘闷；九月产一女，溃势益大而乳房烂尽，延及胸腋，脓水稠黏，出脓几六七升，略无敛势，十一月始归就医。改用解毒和中平剂，外掺生肌散，龙骨、寒水石等剂，脓出不止，流溅所及，即肿泡溃脓，二旁紫黑，疮口十数，胸前腋下皆肿溃，不可动侧，其势可畏。余谓产后毒气乘虚而炽，宜多服黄芪，解毒补血，益气生肌，而医不敢用。十二月中旬后益甚，疮口二十余，诸药尽试不效，始改用予药。时脓秽黏滞，煎楮叶猪蹄汤沃之顿爽，乃制一方，名黄芪托里汤，黄芪之甘温以排脓益气生肌为君，甘草补胃气解毒，当归身和血生血为臣，升麻、葛根、漏芦为足阳明本经药，及连翘、防风皆散结疏经，瓜蒌仁、黍粘子解毒去肿，皂角刺引至溃处，白芷入阳明败脓长肌，又用川芎三分及肉桂炒柏为引用，每剂入酒一盏，煎送白玉霜丸，疏脓解毒。时脓水稠黏，方盛未已，不可遽用收涩之药，理宜追之，乃制青霞散外掺，明日脓水顿稀，痛定秽解，始有向安之势，至辛未新正，患处皆生新肉，有紫肿处，俱用葱慰法，随手消散，但近腋足少阳分，尚未敛，乃加柴胡一钱，青皮三分，及倍川芎，脓水将净者，即用搜脓散掺之，元宵后遂全安。

——《郁冈斋医学笔尘·卷上·青霞散方》

痈疽案

治痈疽溃烂，脓多不敛，先用楮叶猪蹄汤洗过，以此敷之。青黛二钱，乳香一钱五分，没药一钱五分，韶粉一钱，海螵蛸一钱五分，枯矾一钱，白蔹一钱，寒水石一钱，冰片三分，红粉霜一钱。各另研极细和匀，再研入杏仁（去皮尖）二十四个，有死肉加白丁香五分。大痈疽烂疽甚腐，多加铜绿一钱五分。

此方专治溃疡，因血热肉腐，化而为脓，故用青黛凉血解毒，而使肉无腐为君，乳香、没药之活血止痛而消肿为臣，寒水石之寒而佐青黛以凉血，使肉不腐，枯矾之收涩排脓而追毒，韶粉、海螵蛸之收湿止脓汁之多而不燥，粉霜之拔毒，白蔹之敛刨，冰片之透肌以为佐使，诸药多燥，又假杏仁之油以润之。此制方之意也。

——《郁冈斋医学笔尘·卷上·青霞散方》

发热案

外兄虞文华病发热，一医审无身痛等症，知非外感，用平胃散加人参五分，投之而热愈甚；又一医至，诊之曰：此人参之过也，亟汗之，汗而不解；又一医至，诊之曰：邪入里矣，急治凉膈散下之；煎成欲服，而余适至急止之。诊得六脉皆洪大搏指，举按有力，则笑而语之曰：此医之所以误也，用茯苓补心汤，加人参六钱，麦门冬三钱，酸枣仁一钱五分，投之，时不卧九日矣，服药即大鼾，良久而苏，病已退；诊之脉顿微弱，余为治方，每用人参四钱，他皆酸枣仁、茯神、归、术、黄芪、麦门冬、川芎之类，令其多服勿辍，遂别去。数日以小便不利来扣余，令间服药导赤散，明日热复作，舌黑如墨，复延余诊，脉复洪大如曩时，扣之，始知连日所服药，皆减参三分之二，而导赤散中，一医又加天花粉、芩、栀等药，故病复作也。亟令用人参六钱，合前诸药大剂投之，舌色始淡，热始除，小便亦遂清利，愈后康健逾平时。使进凉膈之剂，逝久矣，药可妄投哉！

今人不解此理，至谓人参能助火发热谬也。昔人谓甘能除大热，盖热为心火，而心以咸补，以甘泻，又甘能补血，血生则火有所依，甘能缓中，中缓则火不至妄行而自敛。况人参性能安神明，为手少阴经之正药，固宜其清心降火，若此之神且速也。

——《郁冈斋医学笔尘·卷下·发热》

胁痛案

云中秦文掌教平湖，与家兄同官，因劳患二胁满痛，清晨并饥时尤甚，以书介家兄来求方。余知其肝虚，当子母兼补，令用黄芪、白术、当归、熟地黄、川芎、山茱萸、山药、酸枣仁、柏子仁之类，仍用防风、细辛各少许，姜、枣煎服。仍嘱家兄曰，勿示他医，将大笑，恐口不得合也。无何而秦君书来谢，云服之不数剂而愈矣。客长安时，闻魏昆溟吏部之变，因投谒忍饥，归而胁痛，无他苦也，而粗工以青皮、枳壳之类杂投之，遂至不起，吁，可不鉴哉。

——《郁冈斋医学笔尘·卷下·胁痛》

目翳案

万历癸酉春，余与家兄应督学试，从宜兴归，则从子懋锟痘后，二目生翳，羞明特甚，窗牖帏幕，皆以衣被重重覆蔽，就明展二眼视之，则白膜已遍覆黑睛，泪如涌泉；婴科、眼科、投药不效，束手告技穷矣。余素不娴于婴科，莫知为计。家兄曰：女弟垂死之症，弟能生之，岂遂穷技。于是试精思之，余返书室，闭户而思，目者清阳之所走也，而忽焉有翳膜，是浊阴犯之也，浊阴乌敢与阳光敌，故羞明特甚，吾得治法矣。乃以黄芪助清阳之气为君，生地、当归养目中真血为臣，羌活、独活、防风、白芷、川芎、甘菊花、薄荷、荆芥升清阳，黄芩、猪胆汁、车前子、茯苓降浊阴为佐，仍间服泻青丸，八剂而目开，彻帏幕，翳已去矣。时眼科所进点洗之药，一切屏不用，止用橄榄核磨汁敷上眴而已。盖婴幼柔胞，点洗之药，必有所伤故也。

——《郁冈斋医学笔尘·卷下·目瞖》

口糜案

邑侯许少薇患口糜，余谓非干姜不能愈。公犹疑之，后竟从余言而愈。从子懋锗亦患此，势甚危急，热甚惟欲饮冷，余令用人参、白术、干姜各二钱，茯苓、甘草各一钱，煎成冷服，日数服乃已。噫！此讵可与拘方者道也。

——《郁冈斋医学笔尘·卷下·口糜用干姜》

热病案

余云衢太史，形气充壮，饮啖兼人。辛卯季夏六月患热病，肢体不甚热，而间扬掷手足如躁扰状，昏愦不知人事，时发一二语，不可了而非谵也，脉微细如欲绝。有谓是阴证，宜温者，有谓当下者。时座师陆葵日先生与曾植斋、冯琢庵二太史皆取决于余，余谓是阳病见阴脉，在法为不治；然素禀如此，又值酷暑外烁，酒炙内炎，宜狂热如焚，脉洪数有力，而此何为者，岂热气怫郁不得伸而然耶！且不大便七日矣，姑以大柴胡汤下之。时大黄止用二钱，又熟煎。而太医王电庵力争，以为太少，不若用大承气。余曰：如此脉症，岂宜峻下，待大柴胡不应，而后用调胃承气；调胃承气不应，而后用小承气，以及大承气，未晚也。已服药大便即行，脉已出，手足温矣。余谓雷庵曰：设用大承气，能免噬脐之悔哉。继以黄连解毒汤数服而平。七月初遂与陆先生同典试南京，不复发矣。明年余请告归里，偶得刘河间《伤寒直格》读之，中有云：蓄热内甚，脉须疾数，以其极热蓄甚，而脉道不利，反致脉沉细而欲绝。俗未明造化之理，反谓传为寒极阴毒者，或始得之阳热暴甚，而便有此证候者，或二感热甚者。通宜解毒加大承气汤下之，下后热稍退而未愈者，黄连解毒汤调之，或微热未除者，凉膈散调之。或失下热极，以至身冷脉微而昏冒将死，若急下之，则残阴暴绝而死。盖阳气后竭而然也，不下亦死。宜凉膈散，或黄连解毒汤，养阴退阳，积热渐以宣散，则心胸再暖，脉渐以生。然后抚卷而叹曰：古人先得我心矣。余太史所患正失下热极，以至身冷脉微，而昏冒欲绝者也，下与不下，大下与微下，死生在呼吸，间不容发。呜呼！可不慎哉，宜表而出之，以为世鉴。

——《郁冈斋医学笔尘·卷下·阳病见阴脉》

潮热案

一富家子二十余岁，四月间病发热，脉之浮沉皆无力而虚，热有往来，潮作无时，间得洪数之脉，随热进退。因知非外感之热，必是饮酒留毒在内，今因房劳，气血虚乏而病作。问之果得其情，遂用补气血药加葛根以解酒毒。服一帖微汗，反懒怠，热如故。因思是病气血皆虚，不禁葛根之散而然也。必得鸡矩子，方可解其毒，偶得干者少许，加于药中，其热即愈。

——《杂病证治准绳·第一册·寒热门·发热》

上热下寒案

至元戊辰春，中书参政杨公正卿，年逾七十，病面颜郁赤，若饮酒状，痰稠黏，时眩运，如在风雾中；一日会都堂，此症忽来，复加目瞳不明，遂归。命予诊候，两寸脉洪大，尺脉弦细无力，此上热下寒明矣。欲药之，为高年气弱不任。记先师所论，凡上热譬犹鸟巢高颠，射而取之；即以三棱针于颠前发际，疾刺二十余，出紫黑血约二合许；即时头目清利，诸苦皆去，自后不复作。

中书左丞姚公茂六旬有七，宿有暗风，至元戊申末，因酒病发，头面赤肿而痛，耳前后肿尤甚，胸中烦闷，嗌咽不利，身半已下皆寒，足胫尤甚，由是以床相接作坑，身半已上常卧于床，饮食减少，精神困倦而体痛。命予治之，诊得脉浮数，按之弦细，上热下寒明矣。《内经》云：热胜则肿。又曰：春气者，病在头。《难经》云：畜则肿热，砭射之也。盖取其易散，故遂于肿上五十余刺，出血紫黑约一杯数，顷时疼痛消散。又于气海中大艾灸百壮，乃助下焦阳虚，退其阴寒。次于三里二穴各灸三七壮，治足胻下寒，引导阳气下行故也。遂制一方，名曰既济解毒汤，以热者寒之。然病有高下，治有远近，无越于此。以黄芩、黄连苦寒，酒制为引，用泻其上热。桔梗、甘草辛甘温升，佐诸苦药治其热。柴胡、升麻苦平，味薄者也，阳中之阳，散发上热。连翘苦辛平，散结消肿。当归辛温，和血止痛。酒煨大黄苦寒，引苦性上行止烦热。投剂之后，肿散痛减，大便利。再服，减大黄。慎言语，节饮食，不旬日良愈。

　　　　——《杂病证治准绳·第一册·寒热门·上热下寒上寒下热》

疟病案

外祖母虞太孺人，年八十余，夏患疟。诸舅以年高不堪，惧其再发，议欲截之。予曰：欲一剂而已亦甚易，何必截乎。乃用柴胡、升麻、葛根、羌活、防风之甘辛气清以升阳气，使离于阴而寒自已；以知母、石膏、黄芩之苦甘寒引阴气下降，使离于阳而热自已；以猪苓之淡渗分利阴阳，使不得交并；以穿山甲引之，以甘草和之，果一剂而止。

　　　　——《杂病证治准绳·第一册·寒热门·疟》

胀满案

嘉定沈氏子，年十八，患胸腹身面俱胀满，医治半月不效。诊其脉，六部皆不出也。于是用紫苏、桔梗之类，煎服一盏，胸有微汗；再服则身尽汗，其六部和平之脉皆出，一二日其证悉平。

又一男子，三十余岁，胸腹胀大，发烦躁渴，面赤不得卧而足冷。予以其人素饮酒，必酒后入内，夺于所用，精气溢下，邪气因从之上逆，逆则阴气在上，故为䐜胀。其上焦之阳，因下逆之邪所迫，壅塞于上，故发烦躁，此因邪从下上而盛于上者也。于是用吴茱萸、附子、人参辈，以退阴逆，水冷饮之，以解上焦之浮热；入咽觉胸中顿爽，少时，腹中气喘如牛吼，泄气五七次，明日其证愈矣。

——《杂病证治准绳·第二册·诸气门·胀满》

胃反案

一男子壮年，食后必吐出数口，却不尽出，膈上时作声，面色如平人。知其病不在脾胃而在膈间，问其得病之由，乃因大怒未止，辄吃面，即时有此证。料之以怒甚则血菀于上，积在膈间，有碍气之升降，津液因聚为痰为饮，与气相搏而动，故作声也。用二陈汤加香附、韭汁、莱菔子，服二日，以瓜蒂散、酸浆吐之；再一日又吐，痰中见血一盏；次日复吐，见血一钟，其病即愈。

一中年人中脘作痛，食已则吐，面紫霜色，两关脉涩，知其血病也。问之，乃云跌仆后中脘即痛，投以生新推陈血剂，吐出停血碗许，则痛不作而食亦不出矣。咽喉闭塞，胸膈膨满，似属气滞，暂宜香砂宽中丸，开导结散而已。然服耗气药过多，中气不运而致者，当补气而使自运，补气运脾汤。

——《杂病证治准绳·第三册·诸呕逆门·胃反》

面痛案

老母年七十余，累岁患颊车痛，每多言伤气、不寐伤神则大发，发之剧则上连头，下至喉内及牙龈，皆如针刺火灼，不可手触。乃至口不得开，言语饮食并废，自觉火光如闪电，寻常涎唾稠黏，如丝不断，每劳与饿则甚，得卧与食则稍安。知其虚也，始以清胃散、犀角升麻汤、人参白虎汤、羌活胜湿汤加黄芩、甘、桔皆不效；后改用参、芪、白术、芎、归、升、柴、甘、桔之类，稍佐以芩、栀、连翘、鼠黏，空腹进之，而食远则服加减甘露饮，始渐安。第老人性躁不耐闲，劳与多言时有之，不能除去病根，然发亦稀少，即发亦不如往岁之剧矣。从子鋙因丧子郁结，复多饵鹿角胶诸种子药，或于食后临卧辄进之，以至积成胃热，遂患面痛如老母证。服清胃散、甘露饮，大加石膏过当，而见虚证。又服参、芪等补药过当，而复见火证。门人施生以越鞠加山栀、连翘、贝母、橘红之属，开其郁结，而始向安。

——《杂病证治准绳·第四册·诸痛门·面痛》

胃脘痛案

予读中秘书时，馆师韩敬堂先生常患膈痛，诊其脉洪大而涩，予用山栀仁、赤曲、通草、大麦芽、香附、当归、川芎煎汤，加姜汁、韭汁、童便、竹沥之类，饮之而止。一日劳倦忍饥，痛大发，亟邀予至火房问曰，晨起痛甚，不能待公，服家兄药，药下咽如刀割，痛益甚，不可忍，何也？予曰：得非二陈、平胃、乌药、紫苏之属乎？曰：然。曰：是则何怪乎其增病也。夫劳饿而发，饱逸则止，知其虚也。饮以十全大补汤，一剂而痛止。

——《杂病证治准绳·第四册·诸痛门·心痛胃脘痛》

痛痹案

一人感风湿，得白虎历节风证，遍身抽掣疼痛，足不能履地者三年，百方不效。一日梦与木通汤愈，遂以四物汤加木通服，不效，后以木通二两，锉细，长流水煎汁顿服，服后一时许，遍身痒甚，上体发红丹如小豆大粒，举家惊惶，随手没去，出汗至腰而止，上体不痛矣。次日又如前煎服，下体又发红丹，方出汗至足底，汗干后通身舒畅而无痛矣。一月后人壮气复，步履如初，后以治数人皆验。盖痛则不通，通则不痛也。

——《杂病证治准绳·第四册·痿痹门·痛痹》

麻木案

李正臣夫人病，诊得六脉中俱弦，洪缓相合，按之无力。弦在其上，是风热下陷入阴中，阳道不行。其证闭目则浑身麻木，昼减而夜甚，觉而目开则麻木渐退，久则绝止。常开其目，此证不作，惧其麻木，不敢合眼，故不得眠。身体皆重，时有痰嗽，觉胸中常是有痰而不利，时烦躁，气短促而喘，肌肤充盛，饮食大小便如常，惟畏麻木不敢合眼为最苦。观其色脉，形病相应而不逆。《内经》曰：阳盛瞋目而动轻，阴病闭目而静重。又云：诸脉皆属于目。《灵枢》曰：开目则阳道行，阳气遍布周身，闭目则阳道闭而不行，如昼夜之分，知其阳衰而阴旺也。且麻木为风，虽三尺之童皆以为然，细校之则非。如久坐而起，亦有麻木。假为绳系缚之人，释之觉麻木作而不敢动，久则自已。以此验之，非有风邪，乃气不行也。不须治风，当补其肺中之气，则麻木自去矣。知其经脉，阴火乘其阳分，火动于中为麻木也，当兼去阴火则愈矣。时痰嗽者，秋凉在外，湿在上作也，当实其皮毛以温剂。身重脉缓者，湿气伏匿而作也。时见躁作，当升阳助气益血，微泻阴火，去湿通行经脉，调其阴阳则已。非五脏六腑之本有邪也，补气升阳和中汤主之。

李夫人，立冬严霜时得病，四肢无力，乃痿厥，湿热在下焦也。醋心者，是浊气不降欲满也。合眼麻木者，阳道不行也。开眼不麻木者，目开助阳道，故阴寒之气少退也。头旋眩运者，风气下陷于血分不伸越而作也。温经除湿汤主之。湿气风证不退，眩运麻木不已，除风湿，羌活汤主之。停蓄支饮，手足麻痹，多睡眩冒，茯苓汤主之。

——《杂病证治准绳·第四册·痿痹门·着痹》

手足瘈疭案

尹氏表姑，年近七十，暑月得病，手足常自搐搦，如小儿惊风状，医者不识以讯予，予曰：此暑风也，缘先伤于暑，毛孔开而风乘之。宜香薷饮加羌活、防风各一钱，黄芪二钱，白芍药一钱半，二剂而病如失。

——《杂病证治准绳·第五册·诸风门·瘈疭》

谵妄尸疰案

宪幕之子傅兄，年十七八，时暑月因大劳而渴，欲饮梅浆，又连得大惊三四次，妄言妄见，病似鬼邪。诊其脉，两手皆虚弦而带沉数。予曰：数为有热，虚弦是大惊，又梅浆之酸，郁于中脘，补虚清热，导去痰滞，病乃可安。遂与人参、白术、陈皮、茯苓、芩、连等药浓煎汤，入竹沥、姜汁。与旬日未效。众皆尤药之不对。予脉之，知其虚之未完，与痰之未导也，仍与前方入荆沥，又旬日而安。

外弟戚，一日醉饱后，乱言妄见，询之，系伊亡兄附体，言出前事甚的，乃叔在边叱之曰：非邪！乃食鱼生与酒太过，痰所为耳。灌盐汤一大碗、吐痰一二升，汗因大作，历一宵而安。

金氏妇壮年，暑月赴筵归，乃姑询其坐次失序，遂赧然自愧，因此成疾，言语失伦，其中多间一句曰：奴奴不是。脉大率皆数而弦。予曰：此非邪，乃病也。但与补脾清热导痰，数日当自安。其家不信，邀数巫者，喷水而咒之，旬余而死。或曰：病非邪而以邪治之，何遽至于死？予曰：暑月赴宴，外境蒸热，辛辣适口，内境郁热，而况旧有积痰，加之愧闷，其痰与热，何可胜言。今乃惊以法尺，是惊其神而血不宁也。喷以法水，是沈其体、密其肤，使汗不得泄，汗不出则蒸热内燔，血不宁则阴消而阳不能独立也，不死何为。或曰：《外台秘要》有禁咒一科，庸可废乎？予曰：移精变气，乃小术耳，可治小病。若内有虚邪，当用正大之法，自有成式，昭然可考。然符水惟膈上热病，一呷冷凉，胃热得之，岂不暂快，亦可取安。

　　　　　　　　　　　——《杂病证治准绳·第五册·神志门·谵妄》

小便不通案

甲午秋，治一妇人，年五十，初患小便涩，医以八正散等剂，展转小便不通，身如芒剌加于体。予以所感霖淫雨湿，邪尚在表，因用苍术为君，附子佐之，发其表，一服即汗，小便即时便通。

又治马参政父，年八旬，初患小便短涩，因服药分利太过，遂致闭塞，涓滴不出。予以饮食太过，伤其胃气，陷于下焦，用补中益气汤，一服小便通。因先多利药，损其肾气，遂致通后遗尿，一夜不止，急补其肾，然后已。凡医之治是证，未有不用泄利之剂者，安能顾其肾气之虚哉？表而出之，以为世戒。有瘀血而小便闭者，宜多用牛膝。

——《杂病证治准绳·第六册·大小腑门·小便不通》

遗精案

赵以德治郑叔鲁，二十余岁，攻举子业，读书夜至四鼓犹未已，遂发此病，卧间玉茎但着被与腿，便梦交接脱精，悬空则不梦，饮食日减，倦怠少气。此用心太过，二火俱起，夜不得睡，血不归肝，肾水不足，火乘阴虚入客下焦，鼓其精房，则精不得聚藏而欲走，因玉茎着物，犹厥气客之，故作接内之梦。于是上补心安神，中调脾胃升举其阳，下用益精生阴固阳之剂，不三月而病安矣。

一老人年六十患疟嗽，自服四兽饮，多积成湿热，乘于下焦，几致危困。诊其脉，尺部数而有力。与补中益气加凉剂，三日与黄柏丸。次早诊之，尺脉顿减。问之曰：夜来梦交接否？曰：然，幸不泄。曰：年老精衰，固无以泄，其火热结于精房者，得泄火益阴之药，其火散走于阴器之窍，病可减矣。再服二日又梦，其疟嗽痊愈。

——《杂病证治准绳·第六册·大小腑门·遗精》

口臭案

常熟严文靖公，年逾七十，未断房室，日服温补之药无算，兼以人参煮粥，苁蓉作羹，致滋胃热，满口糜烂，牙齿动摇，口气臭秽，殆不可近，屡进寒凉清胃之药不效，有欲用姜桂反佐者，请决于予。予曰：用之必大剧，主用加减甘露饮，八剂而平。香薷煮浓汁含之。噙鸡舌香，即沉香花。

如无，沉香可代。口中如胶而臭，知母、地骨皮、桑白皮、山栀、麦门冬、甘草，盐汤嗽，早起汲井中第一汲水，即井华水，含之，吐弃厕下，即瘥。心气不足口臭，益智仁加甘草少许为末，干咽或汤点。

——《杂病证治准绳·第八册·七窍门下·口》

中风案

张安抚，年六十一岁。己未冬月，患半身不遂，语言謇涩，心神昏愦，烦躁；自汗，表虚恶风，如洒冰雪；口不知味，鼻不闻香臭，耳闻木音则惊怖；小便频多，大便结燥。欲用大黄之类下之，则平日饮食减少不敢用，不然则又满闷，昼夜不得瞑目而寐，最苦于此，约有三月余，凡三易医，病全不减。至庚申三月七日，又因风邪加之，痰嗽，咽干燥疼痛不利，唾多，中脘气痞似噎。

予因思经云：风寒伤形，忧恐忿怒伤气，气伤脏乃病，脏病形乃应。又云：人之气，以天地之疾风名之。此风气下陷入阴中，不能生发上行，则为疾矣。又云：形乐志苦，病生于脉，神先病也。邪风加之，邪入于经，动无常处，前证互相出现。治病必求其本，邪气乃复，论时月则宜升阳，补脾胃，泻风木。论病则宜实表里，养卫气，泻肝木，润燥，益元气，慎喜怒，是治其本也。宜以加减冲和汤主之。柴胡、黄芪各五分，升麻、当归、甘草炙各三分，半夏、黄柏酒洗、黄芩、陈皮、人参、芍药各二分。上㕮咀，作一服，水二盏，煎至一盏，去渣温服。

自汗加黄芪五分，嗽者加五味子二十粒。昼夜不得睡，乃因心事烦扰，心火内动，上乘阳分，卫气不得交入阴分，故使然也。以朱砂安神丸服之，由是昼亦得睡。十日后，安抚曰：不得睡三月有余，今困睡不已，莫非他病生乎？予曰：不然，卫气者，昼则行阳二十五度，夜则行阴二十五度，此卫气交入阴分，循其天度，故安抚得睡也，何病之有焉。止有眼白睛红，隐涩难开，宜以当归连翘汤洗之。黄连、黄柏各五分，连翘四分，当归、甘草各三分。上作一服，水二盏，煎一盏，时时热洗。

十三日后，至日晡，微有闷乱不安，于前冲和汤又加柴胡三分，以升少阳之气，饮三服。至十五日全得安卧，减自汗恶寒，躁热胸膈痞；原小便多，服药后小便减少，大便一二日一行，鼻闻香臭，口知味，饮食如常，脉微弦而柔和，按之微有力，止有咽喉中妨闷，会厌后肿，舌赤，早晨语言快利，午后微涩，宜以玄参升麻汤治之。升麻、黄连各五分，黄芩炒四分，连翘、桔梗各三分，鼠粘子、玄参、甘草、僵蚕各二分，防风一分。上㕮咀，总作一服，水二盏，煎至七分，去滓，稍热噙漱，时时咽之，前证良愈。只有牙齿无力，不能嚼物，宜以牢牙散治之。又方：羊胫骨灰、升麻各二钱，生地黄、黄连、石膏各一钱，白茯苓、人参各五分，梧桐泪三分。上为细末，入麝香少许研匀，临卧擦牙后，以温水漱之。

安抚初病时，右肩臂膊痛无主，持不能举，动多汗出，肌肉瘦，不能正卧，卧则痛甚。经云：汗出偏沮，使人偏枯。余思《针经》云：虚与实邻，决而通之。又云：留瘦不移，节而刺之，使经络通和，血气乃复。又云：陷下者灸之。为阳气下陷入阴中，肩膊时痛，不能运动，以火导之，火引而上。补之温之。以上证皆宜灸刺，为此先刺十二经之井穴，于四月十二日，右肩臂上肩井穴内，先针后灸二七壮，及至灸疮发，于枯瘦处渐添肌肉，汗出少，肩臂微有力。至五月初八日，再灸左肩井，次于尺泽穴，各灸二十八壮，引气下行，与正气相接。次日臂膊又添气力，自能摇动矣。

时值仲夏，暑热渐盛，以清肺饮子补肺气，养脾胃，定心气。白芍药五分，人参、升麻、柴胡各四分，天冬、麦冬各三分，陈皮二分半，甘草生二分，炙二分，黄芩、黄柏各二分。上㕮咀，作一服，水二盏，煎至一盏，去滓，温服，食后。汗多，加黄芪五分。后以润肠丸，治其胸膈痞满，大便涩滞。麻子仁另研泥，大黄酒煨，各一两半，当归尾、枳实麸炒、白芍药、桃仁泥、升麻各半两，人参、生甘草、陈皮各三钱，木香、槟榔各二钱。上除桃仁、麻仁外，为末，却入二仁泥，蜜和丸，如桐子大，每服七八十丸，温水食前服。

初六日得处暑节，暑犹未退，宜微收、实皮毛，益胃气，秋以胃气为本。以益气调荣汤主之，药中加时药，使邪气不能伤也。人参三分，为臣，益气和中；陈皮二分，为佐，顺气和中；熟地二分，为佐，养血润燥，泻阴火；白芍四分，为佐，补脾，微收，治肝木之邪；白术三分，为佐，养胃和中，厚肠胃；升麻二分，为使，使阳明气上升，滋荣百脉；当归二分，为佐，和血润燥；黄芪五分，为君，实皮毛，止自汗、益元气；半夏三分，为佐，疗风痰，强胃进食；甘草二分，炙，为佐，引用调和胃气，温中益气；柴胡二分，为使，引少阳之气，使出于胃中，乃行于天上；麦门冬三分，为佐。犹有暑气未退，故加之安肺气，秋分节不用。上咬咀，作一服，水二盏，煎至一盏，去滓，温服。忌食辛热之物，反助暑邪，秋气不能收，正气得复而安矣。

——《杂病证治类方·第一册·中风》

水肿案

至元戊寅五月间，霖淫积雨不止，鲁齐许平仲先生，时年五十有八，面目肢体浮肿，大便溏多，腹胀肠鸣时痛，饮食减少。命予治之，脉得弦细而缓。先生曰：年壮时多曾服牵牛、大黄药，面目四肢，时有浮肿，今因阴雨，故大发。予曰：营运之气，出自中焦，中焦者胃也。胃气弱，不能布散水谷之气，荣养脏腑经络皮毛，气行而涩为浮肿，大便溏多而腹肿肠鸣，皆湿气胜也。四时五脏皆以胃气为本，五脏有胃气，则和平而身安。若胃气虚弱，不能运动，滋养五脏，则五脏脉不和平。本脏之气盛者，其脉独见，轻则病甚，过则必死。故经曰：真脏之脉弦，无胃气则死。先生之疾，幸而未至于甚，尚可调补。人知服牵牛、大黄为一时之快，不知其为终身之害也。遂用平胃散加白术、茯苓、草豆蔻仁，数服而腹胀溏泻肠鸣时痛皆愈，饮食进，只有肢体浮肿，以导滞通经汤主之，良愈。

——《杂病证治类方·第二册·水肿》

胃脘痛案

罗谦甫治漕运使崔君长男云卿，年二十五，体本丰肥，奉养高粱，时有热证，友人劝食寒凉物，因服寒药。至元庚辰秋疟发，医以砒霜等药治之，新汲水下，禁食热物。疟病未除，反添吐泻，脾胃复伤，中气愈虚，腹痛肠鸣，时复胃脘当心而痛，不任其苦，屡医未效，至冬不瘥。延至四月间，劳役烦恼过度，前证大作，请予治之。诊视脉得弦细而微，手足稍冷，面色青黄不泽，情思不乐，恶人烦冗，饮食减少，微饱则心下痞闷，呕吐酸水，每发作冷汗时出，气促闷乱不安，须人额相抵而坐。少时易之，予思《内经》云：中气不足，溲便为之变，肠为之苦鸣；下气不足，则为痿厥心冤。又曰：寒气客于肠胃之间，则猝然而痛，得热则已。非甘辛大热之剂，则不能愈，遂制此方。附子炮，去皮脐，二钱，干姜炮一钱半，草豆蔻、益智仁、拣参、甘草炙、官桂、白芍药各一钱，吴茱萸、陈皮、白术各五分。

《内经》曰：寒淫于内，治以辛热，佐以苦温。附子、干姜大辛热，温中散寒，故以为君。草豆蔻、益智仁辛甘大热，治客寒犯胃，为佐。脾不足者，以甘补之。炙甘草甘温，白术、陈皮苦温，补脾养气；水夹木气，亦来侮土，故作急痛，桂辛热以退寒水，芍药味酸以泻木来克土，吴茱萸苦热泄厥气上逆于胸中，为使。上锉如麻豆大，都作一服，水二盏，姜三片，枣二枚，同煎至一盏，去渣温服，食前。

三服大势去，痛减半。至秋，先灸中脘三七壮，以助胃气；次灸气海百余壮，生发元气，滋荣百脉。以远少丹服之，喜饮食，添肌肉，皮肤润泽。明年春，灸三里二七壮，乃胃之合穴，亦助胃气，引气下行。又以芳香助脾，服育气汤加白檀香平治之。戒以惩忿窒欲，慎言语，节饮食，一年而平复。

——《杂病证治类方·第四册·心痛胃脘痛》

躁证案

入国信副使许可道，到雄州病，请予看脉。予诊之，脉中乍大乍小，乍短乍长，此乃气血不匀，邪气伤正。本官说：在路宿邯郸驿中，梦青衣妇人，不见面目，以手去胁下打了一拳，遂一点痛，往来不止，兼之寒热而不能食，乃鬼击也。予曰：可服八毒赤丸。本官言：尝读《名医录》云此药为杀鬼杖，予遂予药三粒，临卧服，旦下清水二斗，立效。

又进曰：海青陈庆玉第三子，因昼卧水仙庙中，梦得一饼食之，心怀忧思，心腹痞满，饮食减少，约一载有余，渐渐瘦弱。腹胀如蛊，屡易医药及师巫祷之，皆不效，又不得安卧，召予治之。予诊之，问其病始末，因思之，疾既非外感风寒，又非内伤生冷，将何据而医？因思李子豫八毒赤丸颇相当；遂合与五七丸，服之下青黄涎斗余，渐渐气调，以别药理之，数月良愈，不二年，身体壮实如故，故因录之。

此药可谓神妙，宜斋戒沐浴，志心净室中修合。雄黄、矾石、朱砂、附子炮、藜芦、牡丹皮、巴豆各一两，蜈蚣一条。上八味为末，炼蜜丸，如小豆大。每服五七丸，冷水送下，无时。

——《杂病证治类方·第五册·躁》

惊证案

绍兴癸丑，子待次四明，有董生者，患神气不宁，每卧则魂飞扬，觉身在床，而神魂离体，惊悸多魇，通夕无寐，更医不效。予为诊视，询之曰：医作何病治？董曰：众皆以为心病。予曰：以脉言之，肝经受邪，非心病也。肝气因虚，邪气袭之；肝藏魂者也，游魂为变。平人肝不受邪，卧则魂归于肝，神静而得寐。今肝有邪，魂不得归，是以卧则魂飞扬若离体也。肝主怒，故小怒则剧。董欣然曰：前此未之闻，虽未服药，已觉沉痾去体矣，原求治之。予曰：公且持此说，与众医议所治之方，而徐质之。阅旬日复至云：医遍议古今方，无与病相对者，故予处此二方以赠，服一月而病悉除。此方用真珠母为君，龙齿佐之，真珠母入肝经为第一。龙齿与肝同类也。龙齿、虎睛，今人例以为镇心药，殊不知龙齿安魂，虎睛定魄。各言其类也。盖东方苍龙木也，属肝而藏魂；西方白虎金也，属肺而藏魄。龙能变化，故魂游而不定，虎能专静，故魄止而有守。予谓治魄不宁者，宜以虎睛，治魂飞扬者，宜以龙齿。万物有成理而不失，在夫人达之而已。

——《杂病证治类方·第五册·惊》

胎惊案

一小儿患胎惊，诸药不应。用紫河车研烂如泥，每用钱许，乳化服之，更以十全大补汤加钩藤钩、漏芦与母服，两月余举发渐轻，服年余举发渐稀，服年余不再发。至出痘后复发，取紫河车研烂，入糯米粉丸，小豆大，每服百丸，以乳送下，服二具，全瘥。毕姻又发，仍用前丸及十全大补汤、六味丸加当归、黄芪、肉桂、五味子，年余，喜其能远帷幕，得瘥。后因劳役更作，又用前丸及十全大补等药不应，用大剂独参汤，服数斤，然后举发稍缓，乃用人参二两，附子一钱，数服顿止，仍用前药，间用独参汤而瘥。

一小儿患胎惊，用紫河车丸及十全大补汤及钩藤膏而愈。毕姻后复发，用大剂独参汤、六味丸加五味子、黄芪、当归，煎服半载，举发稍轻，年余不再发。后每劳役怒气仍发，即用前药，随愈。又伤寒愈后复作，虚症悉具，莫能名状，用紫河车二具，独参煎汤，十余斤而瘥。后患伤风咳嗽，咽干内热，用六味地黄丸料加五味子煎服，及十全大补汤而瘥。

——《幼科证治准绳·初生门·证治通论·胎惊》

惊风案

一小儿寅卯时发热痰搐，服抱龙丸而愈。后复患，因自用前药，更加咳嗽气喘，不时发搐，面赤或青黄，或浮肿，或流涎。余谓咳嗽气喘，乃脾肺气虚；不时发搐，乃木乘土位；面青而黄赤，乃肝助心脾；浮肿流涎，乃脾气虚弱。用益智丸以补心神，补中益气汤以养脾肺，顿愈。

——《幼科证治准绳·肝脏部·惊》

惊悸案

一小儿巳午时搐热惊悸，发时形气倦怠而黄，懒食流涎饮汤。此心火虚而不能生脾土也。不信，自服凉心之药，更加吐泻，睡而露睛，几成慢脾风。用六君、姜、桂，佐以地黄丸而愈。

一小儿七岁，惊搐发热不已，巳午未时益甚，形气殊倦，热定饮汤。此心脾气虚。朝用补中益气汤加益智仁，夕用六君、当归、钩藤钩寻愈。后饮食过多，复作吐泻，或治以保和丸，反加寒热发搐。此脾土复伤而肝木所侮也。用六君、柴胡，寒热止而饮食进，但午未时仍泄，用补中益气汤加茯苓、半夏、钩藤钩而全。

——《幼科证治准绳·肝脏部·惊》

惊搐案

一小儿月内发搐鼻塞，乃风邪所伤。以六君子汤加桔梗、细辛，子母俱服。更以葱头七茎，生姜一片，细擂，摊纸上，合置掌中令热，急贴囟门。少顷，鼻利搐止。

——《幼科证治准绳·肝脏部·惊》

惊痫案

一老人生子方周岁，秋初暴冷，忽发搐似惊痫，过则气息奄奄。此元气虚弱所致，与补中益气汤而愈。

一小儿十岁，一小儿七岁，各有痫证，岁发二次，后因出痘及饮食停滞，举发频数，用六君子、补中益气二汤而愈。

一小儿患前证，每发吐痰困倦，半饷而苏，诸药不应，年至十三而频发。用紫河车生研烂，入人参、当归末，丸桐子大，每服三五十丸，日进三五服，乳化下，一月渐愈，又佐以八珍汤痊愈。

一小儿七岁发惊痫，每作，先君令其恣饮人乳，后发渐疏而轻。至十四岁复发，仍用人乳，不应，余令用肥厚紫河车研烂，人乳调如泥，日服二三次，至数具而愈，后常用加减八味丸而安。至二十三岁发而手足厥冷，仍用前法，佐以八味丸、十全大补汤而痊。

——《幼科证治准绳·肝脏部·痫》

角弓反张案

一小儿忽腰背反张，目上视，面青赤。曰青属肝主风，赤属心主火，此风火相搏。用柴胡栀子散倍加钩藤钩顿安，而痰如旧，又用抱龙丸而愈。

一小儿忽腰背反张，服治惊之药后不时举发，面色黄白，肢体甚倦。余用五味异功散十余剂而愈。后因惊兼饮食不节，不时举发，随用前药即愈。遂日以参术末每服五七分，炮姜、大枣煎汤调下，服至二两而不发。

已上二证，元气虚而病气实也，若用攻邪之药，皆误矣。

一小儿素患前证痰盛，面色素白而兼青。余谓肺气不能平肝，肝气乘脾，脾气虚而生痰耳。先用抱龙丸二服以平肝，随用六君子汤以补脾肺，月余而痊。半载之后复发，谓非逐痰不能痊愈，遂用下剂，痰涎甚多，而咽喉如锯声。余曰：乃脾不能摄涎也，咽间鸣，乃肺气虚甚也。遂用人参五钱、炮姜三分，水煎服而醒，至第四剂后，加枣二枚，人参服数两而愈。后每发，非独参汤不应，若执常方，鲜有不误者。

——《幼科证治准绳·肝脏部·角弓反张》

摇头案

〔汤〕肝风摇头，诸方不载，郑都丞子患七年摇头，三年下血，已服百余方，前后所服治摇头者，无非风药、止血者，或作痢，或作肠风，百药无效。予既视其病，又知其详，亦不明其标本，退而思之，乃肝血液盛，外有风热乘之，肝属木，盛而脾土为木所克；脾与肺是子母，俱为肝所胜，而血遂渍于大便，故便血不止，遂处一方，但损肝祛风而益脾，初亦一时之见，只数服而愈，十余日后，血止而下白脓，遂得以安。

清肝益胃丸：犀角屑、甘草各一分，栝楼根、黄芪蜜炙、羌活、白芍药各半两，蛇蜕皮（炙赤）、钩藤钩、麻黄（去节）各一钱，防风五两。

上为末，枣肉丸。食后薄荷汤下。只二服，作效，头摇即止，便血随愈，次间服胃风汤，数日顿除。沈舍人子服之亦验。

〔薛〕经曰：诸风掉眩，皆属肝木。木得风则摇动，乃肝经火盛而生虚风也。便血者，风木摇动，则土受凌疟而不能统血也，或食酸味过多，以益其脾，致令阴结。经曰：结阴者便血一升，再结二升，三结三升。又，邪在五脏则阴脉不和，阴脉不和则血留之。结阴之病，阴气内结，不得外行，渗入肠间，故便血也。血亦有乳母恚怒，风热炽盛；或肝木伤脾，使清气不升；或风邪侵入大肠者。治法，若因风热，用柴胡清肝散。若因怒火，用加味小柴胡汤。若清气不升，脾气下陷者，用补中益气汤。若风邪侵于大肠者，用清肝益胃丸。肝经血热妄行者，用六味地黄丸。脾土不能培肝木者，用六君、柴胡、钩藤钩。结阴者，用平胃地榆汤。

——《幼科证治准绳·肝脏部·摇头》

天钓案

一小儿因乳母受惊，发搐时目赤壮热，腹痛哭而曲腰。用四物加柴胡、防风，又用加味逍遥散加熟地黄以清肝热，生肝血，再用地黄丸滋肾水以生肝木，母子俱安。

一小儿曲腰而啼，面青唇黑。此寒气所乘，内钓腹痛也。用五味异功散加木香、干姜一剂，与母服之，顿愈。后因母感寒，腹痛而啼，用人参理中汤一剂，与母服，其子亦安。

一小儿曲腰干啼，手足并冷。用六君加干姜、木香服之。未应，又加肉桂，母子俱服而愈。

一小儿忽干啼作泻，睡中搐，手足冷。此脾土虚寒，肝木侮之而作发搐，乃内钓也。用益黄散一剂而安，用四君加柴胡、升麻，乳食渐进而安。

一小儿干啼，面青或赤，手足并热，或用清热之剂久不愈。诊其乳母，有肝火气滞，用加味逍遥散及越鞠丸以治其母，时灌子数滴，不旬日，子母并愈。

一小儿患前证，服魏香散而愈。后复作，服祛风镇惊之药，上气喘粗。此元气虚寒也。余先用乌蝎四君子汤，稍愈，但倦怠殊甚，用补中益气汤及五味异功散而痊。

一小儿，因母每感寒腹痛饮烧酒，发热痰盛面赤，手足并热，属胃经实热之天钓也。用清胃散，子母服之并愈。后因伤乳吐泻，面色或青或白，手足并冷，属脾气虚寒。用六君、木香、干姜而愈。三岁后伤食腹痛，唇黑作泻，数去后而无粪，或粪少而青，此气虚寒下陷。用补中益气汤渐愈。

一小儿啼哭，阴囊肿大，眼目上翻，赤脉流泪，此肝热内钓。用柴胡清肝散加钩藤钩治之，诸证渐愈，又用钩藤饮而痊。后复发，或用祛病根之药，致乳食日少，肚中胀痛，手足浮肿。余先用六君、升麻、柴胡数剂，诸证稍愈。又伤乳食吐泻，用平胃散一服即愈。

一小儿，因乳母怀抱郁结，腹痛发搐，久而不愈。用加味归脾汤加漏芦，母子并服，渐愈。又母大怒发厥而苏，儿遂食乳腹痛作泻，面青作呕。先用小柴胡汤二剂，母子并服，少愈，其母又咽酸腹胀，用越鞠丸、加味归脾汤，佐以加味逍遥散而痊。

——《幼科证治准绳·肝脏部·天钓》

目赤目痛案

一小儿目赤作痛，咬牙寒热。余谓肝经风热。用柴胡饮子一剂，而赤痛止，又用四物、参、芪、白术、柴胡而寒热退，又用补中益气汤而饮食加。

一小儿眼素白或青，患眼赤作痛，服降火之剂，眼如血贯，脉洪大或浮缓，按之皆微细。用十全大补汤加柴胡、山栀数剂，外证渐退而脉渐敛，又数剂而愈。

一小儿患眼赤痛，服大黄之药，更加寒热如疟。余谓脾胃复伤。用四君、升麻、柴胡、炮姜、钩藤钩而寒热愈，又用补中益气汤间服，而目疾痊。

一小儿目痛，恪服泻火治肝之药，反加羞明隐涩，睡中惊悸悲啼。此肝经血虚，火动伤肺也。用五味异功散加山栀补脾肺、清肺金，用地黄丸滋肾水、生肝血而安，仍兼服四味肥儿丸而瘥。

——《幼科证治准绳·肝脏部·眼目》

目翳案

一女子年十四，因患怒，先月经不行，寒热胁痛，后两目生翳青绿色，从外至内。余谓寒热胁痛，足厥阴之证也；翳从外眦起，足少阳之证也；左关脉弦数按之而涩，肝经风热兼血滞也。遂以加味逍遥散加防风、龙胆草，四服，而寒热胁痛顿减，用六味丸月余而翳消。

一小儿十五岁，两目白翳，腹膈遍身似疥非疥，晡热口干，形体骨立。此肝疳之证也。用六味肥儿丸而痊。后阴茎作痒，小便澄白，疮疥益炽，状如大风。用大芦荟四味肥儿丸，诸证渐愈，又用大芜荑汤而痊。

一小儿九岁，素有肝火，两目生翳，服芦荟、肥儿等丸随愈。至十四岁后，遇用心过度，饮食不节，即夜视不明，用补中益气汤、人参补胃汤、四味肥儿丸而愈。

一小儿，眼每生翳。皆因乳母恚怒而作。用九味芦荟丸、柴胡栀子散，母子并服而愈。

一小儿，乳哺失节，服药过剂，腹胀少食，大便不调，两眼生花，服治眼之药，渐生浮翳。余用异功散加当归、柴胡，饮食渐进，便利渐调，少佐以九味芦荟丸，其眼渐明，乃用人参补胃汤、肥儿丸而痊。

一小儿十二岁，伤寒咳嗽发热，服发散之药，目渐不明；服降火等药，饮食日少，目渐生翳。余谓中气虚。用人参补胃汤，饮食渐进，又用千金补肝丸，及熏眼之法而痊。

一女子十二岁，目生白翳，面黄浮肿，口干便泄。用四味肥儿丸而痊。

——《幼科证治准绳·肝脏部·眼目》

眼劄案

一小儿雀盲，眼劄。服煮肝丸而目明，服四味肥儿丸而目不劄。一小儿发搐目劄，属肝胆经风热。先用柴胡清肝散治其肝，后用地黄丸补其肾而愈。

一小儿因惊眼劄，或搐。先用加味小柴胡汤加芜荑、黄连以清肝热，又用六味地黄丸以滋肾生肝而痊。

一小儿两目连劄，或色赤，或时拭眉。此肝经风热，欲作肝疳也。用四味肥儿丸加龙胆草而瘥。

——《幼科证治准绳·肝脏部·眼劄》

三、外治技术

王肯堂继承江苏医家擅长中医外科的传统，掌握了丰富的外科临床经验。其所著《疡医证治准绳》，对唐宋以来的外科学术经验进行了规模较大的搜罗归纳。

1. 颌面外科手术

据《疡医证治准绳·卷之六·舌唇口喉齿腮伤》记载，王肯堂成功地施行过落耳再植手术。可见，王肯堂在颌面外科手术的缝合，已达到相当先进的水平。从其书中记载来看，在缝合材料上，较前人增加了绢线、丝线；缝合范围，除唇、耳、鼻外，还首次提及用绢线对面部两侧涎囊（唾液腺）的精细缝合。

2. 自耳成形术

《疡医证治准绳·卷之六·头目鼻耳伤》记载："凡耳斫跌打落，或上脱下粘，或下脱上粘，内用封口药掺，外用散血膏敷贴及耳后，看脱落所向，用鹅翎横夹定，却用竹夹子直上横缚定，缚时要两耳相对，轻缚住。"这是文献记载中较早的自耳成形术。

3. 唇裂修补术

《疡医证治准绳·卷之六·舌唇口喉齿腮伤》记载："若缺唇缺耳，先用麻药涂之，却以剪刀剪去外些皮，即以绢线缝合，缺耳作二截缝合，缺唇作三截缝合。以鸡子黄油涂，次以金毛狗脊毛薄掺些于上，次以封口药涂抹之，次日以茶轻洗就掺末，一日换一次，至八日剪去线，又掺末。"此文中所述手术操作方法，步骤具体而详细。

4. 气管吻合术

《疡医证治准绳·卷之六·舌唇口喉齿腮伤》记载："凡割喉者，用骑脚患人头项，以丝线先缝内喉管，却缝外颈皮，用封口药涂敷，外以散血膏敷贴换药。或喉被人打歪，以手摇正，却以前膏敷贴。若结喉伤重，软喉断不可治，以汤与之，得入肠者可治，若并出者，不可治。"

5. 局部麻醉术

东汉华佗是最早应用全身麻醉的医学家，然而其著作及麻沸散皆早亡佚。王肯堂在《疡医证治准绳》中，首次刊载了局部麻醉药，成分是川乌、草乌、南星、半夏、川椒，为末调搽。局麻广泛应用于临床，减轻了患者的痛苦，进一步拓宽了手法整复和进行手术的范围，功不可没。

6. 骨折脱位的整复手法

王肯堂强调，骨折脱位的整顿手法，不能使用暴力，主张运用技巧，指出"用药固不可差，整顿手法，尤不可孟浪"(《疡医证治准绳·卷之六·损伤门》)。不可孟浪，即强调正骨之力非用强力，需通过运用技巧，发挥"巧劲"，才能达到正骨的目的。但对开放性骨折，则认为复位动作要快，"若破者，必有血出，用力整时，最要快便"。

7. 非过伸复位法

王肯堂首创非过伸复位法，针对胸腰椎骨折、不稳定的脊柱粉碎性骨折，采用此法复位较为安全。《疡医证治准绳·卷之六·腰臀股膝伤》中，还提及对髋关节前脱位者，应在适度的力量牵引下内收伤肢，以进行复位。

8. 断骨外固定法

王肯堂在断骨的固定方面，提出新的理念和方法。如对于关节脱位，指出"如出臼，曲处要时时曲转，使活处不强"；要求复位后采用布帛包缚固定，以保持关节活动性，并在外固定器材方面有所创新。如在历代以来常用的小夹板技术的基础上，创新夹板式样，将夹板分为正副夹板。据《疡医证治准绳·卷之六·筋骨伤》记载："凡断筋损骨者，先用手寻揣伤处，整顿其筋骨平正，用接骨等膏敷贴，用正副夹缚定。正夹用杉皮去外重皮，约手指大，排肉上，以药敷杉皮上，药上用副夹，用竹片去里竹黄，亦如指大，疏排夹缚。"对于耳郭离断伤，提出用鹅翎加竹夹制作头部固定器用以缚住耳郭的方式。在固定长骨骨折时，则采用局部小夹板加超关节的硬托板，提高了骨折治疗的效果。

9. 麻醉和镇痛术

在继承唐·蔺道人《仙授理伤续断秘方》"常用整骨药"、元·危亦林

《世医得效方》所载草乌散的基础上，王肯堂明确提出"整骨麻药"的概念，专篇记载所用方药和使用方法，并首次刊载了局部麻醉药，包括川乌、草乌、南星、半夏、川椒，为末调搽；具体运用到术前，"先用麻药涂之，却以剪刀剪去外些皮，即以绢线缝合"（《疡医证治准绳·卷之六·整骨麻药》）。此外，他还明确提出与"镇痛"类似的概念，如定痛、止痛、住痛、止疼等，并创制外治"定痛膏"和内服"止痛药"等专方。止痛药，治打仆伤损，折骨出臼，金疮破伤；以当归、牛膝、川芎、淮生芐、赤芍、白芷、羌活、独活、杜仲、续断各一两，肉桂、八角茴香、乳香、没药各五钱，南木香、丁皮、沉香、血竭各二钱半。上末，老酒调服，亦可在接骨外敷膏药中加入止痛药物，如乳香、没药、枫香、白芷、肉桂、南星、独活等（《疡医证治准绳·卷之六·外治方药》）。麻醉和镇痛法应用于临床，减轻了患者的痛苦，进一步拓宽了手法整复和进行手术的范围，改善功能预后。对于麻药过量的问题，王肯堂还提出麻醉复苏用药，如"须苏未苏"时，不用盐解；用"黑豆、防风、甘草、黄连煎冷服，或薏草擂水服"（《疡医证治准绳·卷之六·用药诀》）。

王肯堂

后世影响

一、历代评价

《证治准绳》是王肯堂的代表著作。《四库全书总目提要》评价其"采撷繁复，而参验脉证，辨别异同，条理分明，具有端委；故博而不杂，详而有要，于寒温攻补无所偏主"，认为《证治准绳》与《本草纲目》"为吾国医药两大渊薮"。

《医镜》为王肯堂所撰著，后经蒋仪用校订刊行。蒋仪用对其评价说："宇泰先生，发明医理，著述行世，式从已久，门下定疑问难，盖多其徒；但理学渊微，卷帙浩淼，学者苦无津梁，先生手示此编，指其大要，令一披览，而晓然于辨证用药，真昭彻如镜，遂以《医镜》名编。"（《医镜·凡例》）

清·汤世质为《医学穷源集》作序，对王肯堂运气学说的评价颇高。其曰："觉《内经》运气之说，至今始得拨云雾而见青天。"汤世质认为，"医林之书汗牛充栋，无非繁枝缛节"，而只有《医学穷源集》"阐兰台之秘奥，造卢扁之堂阶"。

日本医家松冈恕庵在得到《医辨》一书后也为之作序曰："王肯堂医论……读之，其中颇多要语良方，但憾未见全书。"又言"倾群方之渊海，集治法之大成，学者不可不读焉"。

民国秦又安为王肯堂《胎产证治》作序，对王肯堂评价颇高，指出《胎产证治》不过两万余字，但"纲举目张，简明扼要"，阅读此书可对妇人病症了如指掌，"为青囊环宝……按法施治，全活数百人也"。

《郁冈斋笔尘》虽为王肯堂先生的学习笔记，但其中多为医学理论、证治及临床验案、效方等内容。当代学者秦伯未先生，在为此书作序时提到，阅读《郁冈斋笔尘》，可见王肯堂的见高识广，"得未曾有焉"。

秦伯未先生对《古今医统正脉全书》一书评价极高。其弟子中国中医科学院的余瀛鳌研究员，在回忆向业师秦伯未先生求教如何选择阅习中医古籍文献时，秦师着重提出：须泛览王肯堂在 17 世纪初辑编的《古今医统正脉全书》。他认为此书所选辑的医籍相当精要，较有学术代表性，无论是学术还是临床，都要打一个坚实的学验基础，不可忽视阅习这套丛书。

中国中医科学院余瀛鳌研究员在整理先师在中医学习方面的教导时曾提到，秦伯未先生曾论及王肯堂撰著的《古今医统正脉全书》"共选了 44 种著作……基本上反映了明以前医学体系的正统脉络"，可以参考其引述的诸般医书作为课外扩充。

余瀛鳌研究员在介绍《古今医统正脉全书》时也指出，此书"历来被认为是内容最繁富的医学丛书……包括必读医经、脉学、病机、伤寒论著，以及内科杂病、外科、针灸、医方、本草等"中医学各个领域的内容，并概括《六科证治准绳》的特色，为"每一病证先综述明以前历代著名医家的有关论述和治疗经验，后阐述王氏个人见解，辨析诸证和脉象的异同。撰著突出证治，并能糅合溯因论治与辨证论治于一炉"。

浙江省中医药研究院陆拯研究员将王肯堂编著的 9 部医学著作，加以校勘、注释、标点，汇编而成《王肯堂医学全书》。在校注说明中，陆拯评价王肯堂"其学术见解，都持中道，不偏不倚，上宗《内经》《难经》，中循《伤寒》《金匮》，下取金元各家之长，兼参同代各家所说，所论各种病证平正通达"。

焦久存在对《女科证治准绳》的研究中认为，该书"体例完善""形式多样""内容丰富""文献价值高"，但也存在引用格式"颇不规范"，容易引起混淆的问题，且"有些方剂或论述，有荒诞之嫌"。

潘华信也认为，王肯堂所著《证治准绳》破除门户之见，"鸿集百家奥首，折衷六科证治"，"倡导折衷医风"，实为"高瞻远瞩"。

而范行准先生在所著《中国医学史略》中则认为，"《证治准绳》，即据原礼《证治要诀》之义而作。然就《六科准绳》而言，他是窃取楼英《医学纲目》而参用董宿方贤《奇效良方》、薛己《医案》等书，加以补苴扩充者"。

当代学者复旦大学的柯卉则认为，"王肯堂在医学研究及实践过程中，既尊重典籍，又不墨守成规旧方。他依据临床经验，敢于大胆质疑通行方药的效用"，并非单纯的效仿前人和简单扩充。并且通过对《郁冈斋笔尘》的研究，还认为，王肯堂在为人上同样兼容并蓄，尽管"王肯堂不奉基督教"，但"经王肯堂删润过的《交友论》《二十五言》中牵涉到万物主宰称呼的词汇，均做过慎重处理……笃信佛教哲学而又坚持兼容并收的治学原则，使王肯堂有意回避了在信仰层面与利玛窦进行正面的交锋"。

二、后世发挥

（一）对王肯堂女科诊疗经验的验证应用

《女科证治准绳》中记载了 6 条针灸调治闭经的条文，共选取了 7 个效验单穴。此疗法特色鲜明，值得研究。为探明本病因机证治的思路和方法，现代学者侯中伟梳理了《女科证治准绳》中针灸调治闭经的方法、研究单穴通经的特性，采取"以方测证、以证测方"的方法，分析腧穴、病机和病候之间的关系，并结合自身经验，总结出以下内容：虚证致闭经，应取三阴交、四满和照海，兼夹他证时应全面分析；实证致闭经，应取三阴交、气海；偏于气机郁滞不通者，应取气穴，偏于寒凝血滞者，应取带脉。其次，瘀久成蛊致闭经兼有水肿者，应取气海和三阴交，并配合放腹水的方法，临床疗效较好。

（二）对王肯堂五运六气思想的发挥

《医学穷源集》是一部五运六气的专著，本书收录了王肯堂14年间的112则运气医案，对于运气的临床运用具有指导意义。

陈奕杉采用数据分析的方法整理这些医案，大致假设了王肯堂诊疗疾病时的运气分析模式，即以二十四节气为分界点，主要分析中运、客气、客运、月建及其相互作用，在此基础上分析其他因素，来决定药物的加减；对于不同年份和客气发病特点的推导，则主要考虑客气、客运和月建之间的相互关系。以咳嗽为例，陈奕杉通过整理其中的13则医案，对王肯堂临床运用运气的思路进行了初步探索，发现在司天为少阳相火、客气为厥阴风木时容易发生咳嗽。陈氏讨论了运气对脏腑的影响，总结了王肯堂临床运用运气的思路，对临床具有借鉴意义。

（三）后世对王肯堂眼科思想的发挥

王肯堂的《杂病证治准绳·第七册·七窍门上·目》（以下简称《证治准绳》）集中反映了明代以前眼科领域取得的主要成就。本书对晋唐以来具有代表性的眼科专著，如《银海精微》《原机启微》《秘传眼科龙木论》等进行融汇吸收，病种广博、症状详尽、判断确切、治法得当，值得研究。该书记录了49种眼科疾病，论及"五轮""八廓""开导说"等内容。书中收方广博，治法多样，兼容博取。

后世的眼科文献，如《审视瑶函》《张氏医通·眼目》等深受其影响。王清华通过对比《杂病证治准绳·七窍门》和《审视瑶函》后发现，后者在前者的基础上补充了150首方剂。但时至今日，在病名诊断、理论阐发、病状描述、处方用药、手法宜忌等方面，《杂病证治准绳·七窍门》仍为中医眼科同道所称道，对中医眼科学的发展起到了承前启后的作用。

"华元化云：目形类丸，瞳神居中而前，如日月之丽东南而晚西北也。

内有大络六，谓心、肺、脾、肝、肾、命门各主其一。中络八，谓胆、胃、大小肠、三焦、膀胱各主其一，外有旁支细络，莫知其数，皆悬贯于脑下，连脏腑，通畅血气往来，以滋于目。故凡病发则有形色丝络显见，而可验内之何脏腑受病也。"（《杂病证治准绳·目·五轮》）本段说明眼中有大络、中络和旁支细络，"皆悬贯于脑，下连脏腑"，描述了"眼－脑－脏腑"的密切关系。著名针灸学家彭静山教授在读到此段时如获至宝，并对眼与脏腑的对应关系冥思苦想，后读到《证治准绳》"五轮""八廓"等内容时深受启发，于1970年首创了眼针疗法。彭老在两年内通过对比研究三千例疾病，确立了符合中医学理论和临床实际的眼周"八区十三穴"，发展了王肯堂的"八廓应乎八卦"之学说，使后世医家通过观察白睛脉络的颜色和形态变化就可以诊断疾病，并在眼眶周围进行辨证针刺治疗，此举极大地丰富了针灸学辨治方法和中医望诊的内容，意义非凡。

《杂病证治准绳·第七册·七窍门上·目》记载："大概目圆而长，外有坚壳数重，中有清脆，内包黑稠神膏一函，膏外则白稠神水，水以滋膏，水外则皆血，血以滋水，膏中一点黑莹是也。"聂天祥将此结构概括为"血－水－膏"模式，并以此为理论基础，针对眼球壁中由血脉瘀阻、神水壅滞导致的各型青光眼，自拟治疗方：化瘀疏水汤（猪苓、茯苓、泽泻、当归、赤芍、红花、泽兰、车前子、茺蔚子、丹参、牡丹皮、益母草），化瘀疏水，通利神水。临床疗效较好。

（四）后世在王肯堂著作基础上的发挥

"王（肯堂）氏著《证治准绳》为医家所宗。"（《明史稿·方伎传》）后世有很多学者将王肯堂的著作作为学习资料进行学习和发挥。

1.《洗冤录补》

清初王明德所撰《洗冤录补》，其中引用的"洗冤录原文"就是摘抄于王肯堂笺释的《洗冤录》三十条。王明德在撰写此书时，先列出原文，再提出自己的见解或经验，对王肯堂的观点进行发挥。

2.《医碥》

清代何梦瑶所著《医碥》的主要内容也多从《证治准绳》中辑出。《医碥·辛序》说："王金坛先生《证治准绳》脍炙人口，予友何西池称为近代医书之冠，虑其奥博难读，因作《医碥》以羽翼之。其书文约而义赅，深入而浅出，当与《准绳》并传无疑。"

3.《济阴纲目》

明末武之望编著的《济阴纲目》，是中医妇科学的重要著作，首刊于明泰昌元年（1620）。今之通行本，是由汪淇于清康熙四年（1665）笺注，并重订为 14 卷的版本。

后世多有学者认为，《济阴纲目》是以《女科证治准绳》为蓝本编著而成的，而《女科证治准绳》又是以《妇人大全良方》为蓝本编著而成的。《四库全书总目提要》记载《济阴纲目》"是书所分门目，与《证治准绳》之《女科》相同，文亦全相因袭，非别有所发明。盖即王肯堂书加以评释圈点，以便检阅耳"。

但《济阴纲目》在内容编排上与《女科证治准绳》有所不同。第一，《济阴纲目》在《女科证治准绳》四门分类的基础上，为方便临床应用，采取了十三门分类法。如《济阴纲目》在《女科证治准绳》的基础上增加了乳汁不行、乳汁自出等六种乳房病证，交骨不开、难产催生等临产问题，以及新生儿拭口、断脐等事项的"保生碎事"等。第二，《济阴纲目》将所属各证的各家医论汇编到一起，分别冠以小标题，又将治疗各证的方药汇编在一起，方便医生查阅。对于所引文献的出处，《济阴纲目》也较《女科证治准绳》更为清晰。

（五）《证治准绳》所载原创方剂的现代应用

《证治准绳》所载的原创方剂，是指最早出自《证治准绳》中的方剂，如四神丸、健脾丸、益气聪明汤、清骨散等。

1. 四神丸

"四神丸治脾胃虚弱，大便不实，饮食不思，或泄泻腹痛等证。肉豆蔻二两，补骨脂四两，五味子二两，吴茱萸浸，炒，一两。上为末，生姜八两，红枣一百枚，煮熟取枣肉和末丸，如桐子大。每服五七十丸，空心或食前白汤送下。"（《杂病证治类方·第六册·泄泻》）

四神丸出自《类方证治准绳》。本方具有温肾暖脾，固肠止泻的作用。主治脾肾阳虚之肾泄证，又名五更泄、鸡鸣泻。方中补骨脂补肾阳，温脾气；肉豆蔻温脾暖肾，涩肠止泻；吴茱萸温脾暖肾，温里散寒；大枣补气和中，共奏温脾暖肾止泻之功。陈国权认为，泄泻、五更泄的根本病机是脾虚下陷，故四神丸重用生姜、大枣，且生姜用量为补骨脂的两倍，一辛一甘合化脾胃之阳，功在止泻。西医学认为，肠道是人体最大的消化和免疫器官，肠道黏膜结构的破坏是肠黏膜屏障损伤的基础。四神丸可以从肠道菌群、机械屏障、免疫屏障和化学屏障四个方面保持肠道黏膜功能的完整性。临床实践证明，四神丸对肠易激综合征、慢性腹泻、慢性结肠炎、溃疡性结肠炎、脾胃虚寒便秘等常见的消化道疾病具有较好疗效。董平高为观察四神丸加减配合温针灸辨证治疗脾肾阳虚型五更泻的临床疗效，将1993 年 4 月以来的 168 例脾肾阳虚型五更泻患者分为治疗组（79 例）和对照组（89 例）。治疗组总有效率为 95.6%，明显高于对照组，差异具有统计学意义（$P < 0.05$）。两组治疗前后症状、体征积分差异也具有统计学意义（$P < 0.05$ 或 $P < 0.01$）。以此表明四神丸加减配合温针灸治疗脾肾阳虚型五更泻疗效显著。

2. 健脾丸

"健脾丸治一应脾胃不和，饮食劳倦。白术（白者）二两半（炒），木香（另研）、黄连（酒炒）、甘草各七钱半，白茯苓（去皮）二两，人参一两五钱，神曲（炒）、陈皮、砂仁、麦芽（炒，取面）、山楂（取肉）、山药、肉豆蔻（面裹煨熟，纸包捶去油）各一两。上为细末，蒸饼为丸，如绿豆大。每服五十丸，空心、下午各一次，陈米汤下。"（《杂病证治类方·第五册·不能食》）

健脾丸具有健脾和胃、消食止泻的作用，主治脾胃虚弱，饮食内停，兼有湿热的脾虚食积证。本方使用人参、白术、茯苓、甘草，即四君子汤益气健脾，重用白术、茯苓，健脾渗湿止泻；配合山药、肉豆蔻健脾止泻；加入木香、砂仁、陈皮，理气和胃，助运消痞；黄连清热燥湿。全方消补兼施，共奏脾健运、食积消之功。

小儿泄泻是以小儿大便次数增多，便质稀薄，甚则如水样为主症的疾病。其中，便溏势缓者名为泄，清稀如水者名为泻。一般认为，小儿泄泻是由于脏腑娇弱、形气未充，加之喂养看护不当，或外感风寒、内伤饮食、惊吓恐惧等因素引起。其病机为脾胃虚弱或虚寒、水湿困脾和肝木乘脾。熊治法用健脾丸加减辨证治疗小儿泄泻300例。其中伤食型117例，治以消食导滞、健脾和中，使用云苓、白术、炙甘草、木香、砂仁、陈皮、枳实、炒山楂、炒神曲、炒麦芽；暑热型84例，治以清热利湿、健脾和胃，使用人参、云苓、白术、炙甘草、山药、木香、麦芽、葛根、黄芩、黄连；脾虚型99例，治以健脾益胃、温中理气，使用党参、云苓、白术、炙甘草、山药、肉豆蔻、木香、砂仁、陈皮、砂仁、山楂炭、神曲、炒麦芽、熟附片。共有258例痊愈，27例大便次数减少，其他症状有所缓解。熊氏提出，若小儿脾胃有寒、无湿热，应去黄连，加炮姜以温中阳。综上所述，本方临床疗效较好。

黄丽华对89位患者采取临床随机对照的方法，观察健脾丸加减辨证治疗糖尿病胃轻瘫的疗效。治疗组有效率91.1%，明显高于对照组，差异具有统计学意义。李守山对42位患者采取临床随机对照的方法观察健脾丸加减辨证治疗化疗引起的食欲不振的疗效。治疗组有效率 89.3%，明显高于对照组，差异具有统计学意义。另外，在辨证准确的前提下，也可将健脾丸用于肝癌、小儿铅中毒等疾病的治疗，临床中健脾丸炭药肠溶胶囊的使用也较为多见。

3. 益气聪明汤

内障初起症见"视觉微昏，空中有黑花，神水变淡绿色，次则视物成二，神水变淡白色，久则不睹，神水变纯白色"。"益气聪明汤治法同上，并治耳聋、耳鸣。黄芪、人参各一钱二分半，升麻七钱半，葛根三钱，蔓荆子一钱半，芍药、黄柏（酒炒）各一钱，炙甘草半钱。每服四钱，水二盏，煎至一盏，去渣，临睡热服，五更再煎服。上方以黄芪、人参之甘温治虚劳为君。甘草之甘平，承接和协，升麻之苦平微寒，行手阳明、足阳明、足太阴之经为臣。葛根之甘平，蔓荆子之辛温，皆能升发为佐。芍药之酸微寒，补中焦，顺血脉，黄柏之苦寒，治肾水膀胱之不足为使。酒制又炒者，因热用也。或有热，可渐加黄柏，春夏加之，盛暑倍加之，加多则不效，脾胃虚者去之。热倍此者，泻热黄连汤主之。"（《杂病证治类方·第七册·目·内障》）

益气聪明汤具有益气补血、升阳退障的作用，主治脾胃虚弱、气血不足、清阳不升所致的内障目昏，耳鸣耳聋等。方中黄芪、党参益气补中；升麻、葛根、蔓荆子升清止眩；黄柏滋肾泻火；芍药益气缓中，通顺血脉；甘草调和诸药。诸药合用，使得清气上升，浊气下降，脑得充养，眩晕立除。

赵复锦认为，老年人眩晕的主要病机为中气不足、清阳不升，兼有久病入络、瘀血内阻。其在《证治准绳》益气聪明汤的基础上加入川芎、丹参等药物加强活血作用，总共辨证治疗老年眩晕 21 例，临床治愈 15 例，好转 4 例，总有效率为 90.48%，疗效较好。

陈玺龙运用临床随机对照的方法，采取益气聪明汤加减辨证治疗脑梗死后遗症期患者 120 例，观察组总有效率 95%，明显高于对照组，说明益气聪明汤能够促进患者神经功能恢复，改善患者自理能力，临床疗效较好。

王国斌教授认为，梅核气的病机为脾胃气虚、痰气互结，病位在咽，涉及肝、脾、胃三脏，应以补气化痰为基本治法，处方上应以益气聪明汤为主方，可去芍药，将太子参易人参。临床可根据需要辨证加入青皮、陈皮、砂仁、川贝母、半夏等药物。此法临床疗效较好。

4. 秘方定振丸

"秘方定振丸治老人战动，皆因风气所致，及血虚而振。天麻（蒸熟）、秦艽（去芦）、全蝎（去头尾）、细辛各一两，熟地黄、生地黄、当归（酒洗）、川芎、芍药（煨）各二两，防风（去芦）、荆芥各七钱，白术、黄芪各一两五钱，威灵仙（酒洗）五钱。上为末，酒糊丸，如梧桐子大。每服七八十丸，食远，用白汤或温酒送下。"（《杂病证治类方·第五册·颤振》）

秘方定振丸具有滋阴养血、平肝息风的作用，可治疗因血虚风动所致的肢体颤振。方中生地黄、熟地黄、当归、川芎、白芍活血养血，血充则肝有所养，筋得以荣；黄芪、白术健脾益气，培土以缓肝风；天麻、全蝎、蜈蚣、防风搜剔肝风；秦艽、威灵仙助搜肝风，且通经络、强筋骨而舒筋脉。诸药合用，共奏滋阴养血、平肝息风之功。

震颤麻痹，又称帕金森病，是中枢神经系统的变性疾病。本病多发于中老年人，以震颤、肌肉强直和运动减少为特征。魏庆兰于 1991～1996 年将此方加减辨证治疗震颤麻痹 21 例，其在原方基础上去秦艽、荆芥、细辛，加钩藤、制首乌、枸杞子、蜈蚣、厚朴、泽泻。对于肝肾阴虚者，加入六味地黄丸；对于风痰窜动者，去熟地黄、首乌、枸杞子，加竹沥、僵蚕；对于风寒外感者，去首乌、枸杞子，加荆芥、桂枝、葛根。以 15 天为 1 个疗程，共治疗 4～8 个疗程。临床痊愈 14 例，好转 5 例，总有效率

90.48%，收效显著。

王洪图于 1980～1990 年，辨证运用头针配合定振丸治疗老年震颤麻痹患者 12 例。其中兼血虚者加枸杞子、阿胶；兼气虚者加党参、山药；兼阳虚者加杜仲、淫羊藿；兼阴虚者加龟板、女贞子；兼瘀血者加桃仁、红花；兼痰湿者加胆南星、半夏；兼有高血压者加怀牛膝、磁石；兼有眩晕患者加菊花、夏枯草；兼有肌肉萎缩患者加龟板胶、鹿角胶。12 例中显效 10 例，总有效率 83.32%，疗效较好。

5. 清骨散

"消骨散专退骨蒸劳热。银柴胡一钱五分，胡黄连、秦艽、鳖甲（醋炙）、地骨皮、青蒿、知母各一钱，甘草五分。水二盅，煎八分，食远服。血虚甚加当归、芍药、生地。嗽多加阿胶、麦门冬、五味子。"（《杂病证治类方·第一册·虚劳》）

清骨散有清虚热、退骨蒸之功效，可治疗骨蒸劳热。本方以银柴胡为主，清热凉血、清退虚热，辅以知母滋阴降火而清虚热；胡黄连入血分而清热，地骨皮降肺中伏火，去下焦肝肾阴热，共清阴分之虚火；佐以秦艽辛散苦泻，青蒿清虚热，当归滋阴，牡丹皮清热凉血，鳖甲滋阴潜阳又引药入阴分，同为佐药；甘草调和诸药，并防苦寒药物损伤胃气。全方汇集清热除蒸之品，有清虚热、退骨蒸之效，方名清骨散，取原著专退骨蒸劳热之意。

阴虚发热是临床常见的证候特点，多因素体阴虚或热病日久耗伤阴液，或误用、过用温燥药物等，导致阴精亏虚，阴衰则阳盛，水不制火，阳气偏盛，从而引起发热。如《景岳全书·卷之十五性集·杂证谟·火证》说："阴虚者能发热，此以真阴亏损，水不制火也。"王媚以清骨散为主，再结合中医辨证论治的特点随证加味，治疗阴虚发热疗效较显著。

癌性发热，是指癌症患者在排除感染、抗生素治疗无效的情况下出现的发热表现。其机制复杂，原因尚未明了。发热特点是不伴恶寒与寒颤，热型多为弛张型或不规则型。唐仁哲等采用随机对照试验的方法，以清骨散加减治疗阴虚型癌性发热患者，通过对体温变化、KPS 评分、复热率、中医证候改善情况等指标进行观察比较，发现清骨散加减能够有效治疗阴虚型癌性发热，并能缓解患者的临床症状，具有作用平稳、作用时间长、短期内不易复发的特点。

"清骨散"中的"骨"原指"骨蒸发热"之意，并非现代解剖学意义上的"骨"。但现代研究中，一些骨伤科疾病辨证属阴虚发热者，亦可用清骨散治疗。邓晋丰报道 21 例使用清骨散加减治疗骨折发热持续不退者的回顾性研究，其中 20 例在服用 1～2 剂后即退热，1 例无效。

在皮肤科方面，马建国报道了一例使用清骨散加味治愈皮肤瘙痒症的案例：患者全身阵发性皮肤瘙痒 4 个多月，搔抓后皮肤触之有灼热感，每于午后及晚间痒剧，自觉发热，但测体温基本正常；近几个月来觉手足心热，时常口干咽燥，骨蒸潮热。曾用葡萄糖酸钙、地塞米松、维生素 C、硫代硫酸钠、苯海拉明等注射，服阿司咪唑、盐酸西替利嗪、赛庚啶等，只能当时止痒，过后仍痒难忍。查体见患者周身有不规则条状抓痕，点状血痂，细薄鳞屑及色素沉着；舌质红，少苔；脉细数。中医辨为痒风；证属阴津不足，虚热内生，蒸灼肌肤，复受风侵致痒。治疗予清骨散加味，服药 8 剂后，痒感、身体发热、搔抓后灼热感均明显减轻，口咽干燥，手足心热症状俱减轻。前方减量后续服 7 剂，痒感消失，肌肤如常，诸症消失。此外，马建国还报道了使用清骨散加减治愈荨麻疹、瘙痒症、皮肤皲裂患者各 1 例。

清骨散加减在治疗围绝经期综合征（肾阴亏虚型）方面被证明具有显著的疗效。围绝经期综合征是指妇女绝经前后由于卵巢功能减退引起下丘脑－垂体－卵巢轴功能失调，从而出现的一系列躯体及精神心理症状，以植物神经功能紊乱为主的一组临床证候群。完颜亚丽等采用随机对照、双盲的方法，观察清骨散加减治疗围绝经期综合征肾阴亏虚型患者的疗效，治疗组有效率（93.3%）显著高于对照组（60.0%）（$P < 0.05$），表明清骨散加减对治疗围绝经期综合征，伴有烘热出汗、头晕耳鸣、腰膝酸软、少寐多梦，或伴有足跟隐痛、健忘、大便干燥、皮肤瘙痒、阴部干燥、舌红少苔、脉细症状的患者具有良好的疗效。

6. 通宣理肺丸

由张俊生主编的医药高等职业教育创新示范教材《中成药应用技术》（第 2 版）中，记录了通宣理肺丸来源于王肯堂《证治准绳》中参苏饮加减，故这里引用了《幼科证治准绳》中与参苏饮有关的内容。

参苏饮："解惊风烦闷，痰热作搐，咳嗽气逆，脾胃不和。人参（去芦）、紫苏（和梗）、前胡（去芦）、干葛、半夏、赤茯苓（去皮）各七钱半，枳壳、陈皮（去白）、桔梗（锉，炒）、甘草各五钱。《钤方》去人参，加川芎。上锉。每服二钱，水一盏，姜二片，煎七分。无时温服。"（《幼科证治准绳·肝脏部·惊·急惊》）

"痘疹之出，自有常期，如过期应出不出，有数证不同，不可不辨。如内素实之人，皮厚肉密，毒气难于发越，一旦恃其体厚，不怯风寒，又为外邪所袭，或体素弱者，风寒易感，以致腠理闭密，气血凝涩，故应出不出也。其证头痛，四肢拘急，偎依盖覆，常恶风寒，此类宜发之。气强者用双解散，气弱者用参苏饮或惺惺散。"（《幼科证治准绳·心脏部二·痘疮上·见形证治》）

"加减参苏饮：人参，紫苏叶，葛根，陈皮，前胡，白芷，桔梗，枳壳，甘草，羌活，防风。上，用竹叶为饮，热服。"（《幼科证治准绳·心脏部二·痘疮上·见形证治》）

本方记录于《中国药典》2010 年版第一部，组成为"紫苏叶 144g，前胡 96g，桔梗 96g，苦杏仁 72g，麻黄 96g，甘草 72g，陈皮 96g，半夏（制）72g，茯苓 96g，枳壳（炒）96g，黄芩 96g"。本方具有解表散寒、宣肺止咳的作用，可用于治疗风寒束表，肺气不宣所致的感冒咳嗽。本方紫苏、麻黄味辛性温，可宣肺解表、发散风寒，为君药；杏仁、桔梗、陈皮、半夏、前胡可止咳化痰、宣通肺气，共为臣药；茯苓健脾渗湿，以杜生痰之源，枳壳调畅气机，黄芩清热以防肺气郁久化热，共为佐药；甘草调和诸药。诸药配伍，可解表散寒、止咳化痰。本方现已有丸剂、颗粒剂、口服液等多种剂型。靳凤菊根据其药味组成及药理作用，临床用以治疗急性鼻炎、荨麻疹、便秘等症，获满意疗效。小儿顽固性咳嗽多因小儿起居不节，外感风寒，导致肺气上逆作咳所致，故应采用辛温宣肺的治法。邓暖繁采取临床随机对照的方法治疗 70 例咳嗽的儿童患者，治疗组在通宣理肺汤的基础上，对于咽痒声嘶者加僵蚕、蝉蜕；对于大便不通、咽痛者加牛蒡子；对于痰黄者加鱼腥草。总有效率为 61.76%，明显高于对照组，说明清宣理肺丸对于风寒导致的小儿顽固性咳嗽疗效较好，值得研究。

7. 代抵当丸

"代抵当丸行瘀血（自制）。大黄（川产如锦纹者，去皮及黑心）四两，芒硝一两（如欲稳，以玄明粉代），桃仁（麸炒黄，去皮尖，另研如泥）六十枚，当归尾、生地黄、穿山甲（蛤粉炒）各一两，桂三钱或五钱。上为极细末，炼蜜丸，如桐子大。蓄血在上焦，丸如芥子大，临卧去枕仰卧，以津咽之，令停留喉下，搜逐膈上；中焦食远，下焦空心，俱桐子大，以百渖水煎汤下之。用归地者，欲下血而不损血耳，且引诸药至血分也，诸药皆犷悍，而欲以和剂之也。如血老成积，此药攻之不动，宜去归、地，加广茂（醋浸透焙干）一两，肉桂七钱。"（《杂病证治类方·第三册·蓄血》）

代抵当丸出自王肯堂《杂病证治类方》。本方具有行瘀散结、通利水道的功效，可治疗瘀浊阻塞尿道所致的癃闭。全方由大黄、芒硝、穿山甲、当归、桃仁、生地黄、肉桂七味药组成。桃仁活血化瘀，当归、生地黄、穿山甲养血和血；大黄、芒硝泻热软坚；肉桂通经活血。本方不仅通瘀散结，更兼养血补益之功。刘观湘运用王肯堂之方代抵当丸治疗外科脑外伤综合征、下肢深静脉血栓形成、阑尾脓肿及前列腺增生尿潴留等疾患，常见奇效。前列腺增生是老年男性常见病之一，表现为前列腺较正常肿大，小便不利，甚则需要留置导尿。田水用代抵当丸加减辨证治疗老年前列腺增生患者 56 例。湿热者加木通、车前子；气虚者，加升麻、党参；肾阳虚者加杜仲、附子；肾阴虚者加地骨皮、鳖甲；气郁者加陈皮、沉香。结果痊愈 19 例，显效 38 例，有效 21 例，说明代抵当丸可以缓解多种原因引起的瘀阻，疗效较好。

8. 清热补血汤

"消热补血汤：治口舌生疮，体倦少食，日晡益甚，或目涩热痛。当归（酒洗）、川芎、芍药、熟地（酒洗）各一钱，玄参七分，知母、五味子、黄柏、麦冬（去心）、柴胡、牡丹皮各五分。上水煎服。如不应，用补中益气汤加五味治之。"（《杂病证治类方·第八册·舌》）

清热补血汤集寒热温凉、气血攻补于一方，可治疗中气虚热证。方中四物汤养血活血，丹皮、麦冬、玄参养阴解毒并可清血中之热；柴胡疏肝解郁；知母、黄柏清热泻火；五味子酸而收敛，可加速溃疡愈合。诸药合用，共奏清热凉血，解郁泻火，养血活血之功。

口腔溃疡作为常见的五官科疾病，一般认为与维生素缺乏、植物神经功能紊乱，内分泌失调，自身免疫及精神因素有关。中医学认为本病多与心火上炎、肝胆火旺关系密切，属于里热实证者居多。房栋发现临床治疗口腔溃疡应用清热泻火、苦寒直折药物治疗效果甚微。王肯堂在其《证治准绳》中详述了五官疾患的病证特点并提出治疗方法，对后世医家诊治五官科疾患借鉴颇丰。房氏根据王肯堂对本病症的阐述，认为本病病因复杂，其发病绝非单一因素所致，而是多种病因共同作用的结果。既有血热实火，又有肝郁血虚，因此治疗时应诸端并举，运用王肯堂治疗口糜的方剂清热补血汤治疗口腔溃疡疗效显著。正是由于这种多病因治疗的作用，故收效满意。

王肯堂摒除门户偏见，倡导折衷医风。王肯堂清醒地认识到当时门户之见对中医学发展带来的危害，寒温攻补，无所偏主，贯通融合百家。这正是王肯堂的出类拔萃之处。王肯堂的这种治学方法对当时的风气有纠偏作用。受其思想的启发，医学折衷之风到清代大兴，最为明显的就是清代的温病学说，是历代医学思想精华的结晶，与明代的折衷医学思想是分不开的，王肯堂对其中的贡献也是不容忽视的。王肯堂在博采众长的同时也有一些自己的心得体会，如他认为地黄为通肾经之药，与当时医界普遍认为地黄滋腻的观点相反。王肯堂的观点是在《神农本草经》中对地黄功能记载的发挥，体现了地黄祛邪化积的功能，《千金要方》中也记载了地黄配生姜汁可以祛积聚。

近些年来，学术界对王肯堂的研究焦点大都集中在医学方面。陆拯主编的《王肯堂医学全书》全面整理了王肯堂医学方面的著作，并简单归纳了其学术思想。李忠的博士论文《王肯堂〈医学穷源集〉运气说的文献整理与理论应用探讨》，重点探讨了王肯堂的"运气说"理论以及在临床上的应用。贡承度、钱武潮的《王肯堂学术思想初探》，指出王肯堂在医学上精于辨证，勤于实践而且通于革新。鲁兆麟《王肯堂医案选析》、刘元《明代医学家王肯堂的生平与著作》、刘再朋《江苏历代医家对中医外科学的贡献》、沈敏之《略谈王肯堂的学术经验》等文章，对王肯堂的身世进行了探讨，并客观评价了王肯堂在临床各科取得的医学成就。秦小平的《王肯堂传略》以广阔的视野，考证了王肯堂在经学和书法方面的贡献。干祖望

《典型的儒医王肯堂》一文，重点梳理了其仕宦的过程，强调王肯堂在儒林中的名气。柯卉《王肯堂的生平与学术》和诸颖政《晚明士人知识趣味的多样化——以王肯堂为中心的考察》，将王肯堂作为专题研究对象，对其家族、生平、交际等进行了详细梳理；在此基础上来研究王肯堂的仕宦情况、医学成就，完成了两篇硕士学位论文。

综上所述，王肯堂是明代杰出的医学家，编撰了《六科证治准绳》《医统正脉全书》，著有《医镜》《医论》《医辨》《灵兰要览》《胤产全书》《胎产证治》《医学穷源集》《郁冈斋医学笔尘》，所论涉及伤寒、杂病、外科、妇科、儿科、五运六气等诸多方面。王肯堂治学与临床的基本特点，是以经典为本，融汇各家所长，在继承之中活用之并多有独特发挥。其学术观点本于《黄帝内经》，秉承《伤寒论》，汲取金元四大家之学术精粹，并兼顾众多医家及学派的经验思想。如诊治内科杂病，重视脾肾；诊治外科疾病，提倡内外兼治；诊治儿科疾病，善辨指纹三关；诊治妇科疾病，重视调理冲任；治疗眼疾，擅长"升清降浊"；临证用方，重视天地运气等。尤其是其代表性著作之一的《六科证治准绳》，内容丰富，条理清晰，为中医学术的发展起到了承前启后的重要作用。

王肯堂

参考文献

著作类

［1］王肯堂.六科证治准绳：六种（铅印本）［M］.上海图书集成印书局，
光绪十八年壬辰（1892）.

［2］王肯堂.医镜［M］.丁兆平，王振国校注.北京：中国中医药出版社，
2015.

［3］王肯堂.医学穷源集［M］.殷宅心评释；李兆健，苏姗，荆丽娟等校
注.北京：中国中医药出版社，2015.

［4］王肯堂.医统正脉全书［M］.台湾：新文丰出版股份有限公司，
1975.

［5］王肯堂.肯堂医论.灵兰要览（影印）［M］.北京：中国书店出版社，
1986.

［6］王肯堂.郁冈斋笔尘［M］.国立北平图书馆，民国十九年庚午
（1930）.

［7］王肯堂.灵兰要览［M］.江一平，戴祖铭点注.南京：江苏科学技术
出版社，1987.

［8］王肯堂.证治准绳［M］.余瀛鳌，林菁，田思胜等编选.沈阳：辽宁
科学技术出版社，2007.

［9］武之望.济阴纲目［M］.鲁兆麟等点校.沈阳：辽宁科学技术出版社，
1997.

［10］何梦瑶.医碥［M］.北京：中国中医药出版社，2009.

［11］万斯同.明史稿［M］.宁波：宁波出版社，2008.

［12］陆拯.王肯堂医学全书［M］.北京：中国中医药出版社，1999.

［13］刘时觉.四库及续修四库医书总目［M］.北京：中国中医药出版社，
2005.

［14］潘桂娟.中医历代名家学术研究集成·王肯堂［M］.北京：北京科学
技术出版社，2017.

论文类

［1］刘元.明代医学家王肯堂的生平和著作［J］.中医杂志，1960（1）：
67-70.

［2］邓晋丰.清骨散治疗创伤发热［J］.新中医，1984（3）：33-48.

［3］刘再朋.江苏历代医家对中医外科学的贡献［J］.江苏中医杂志，1985
（5）：30-32.

［4］沈敏之.略谈王肯堂的学术经验［J］.江苏中医杂志，1985（6）：14-16.

［5］余瀛鳌.秦伯未老师谈治学［J］.中医杂志，1985（1）：71-72.

［6］熊治法.《证治准绳》健脾丸加减治疗小儿泄泻300例［J］.成都中医
学院学报，1986（3）：29-30.

［7］李景荣.试论《济阴纲目》对整理研究妇产科学的贡献［J］.国医论坛，
1986（4）：32-34.

［8］鲁兆麟.王肯堂医案选析［J］.北京中医，1988（6）：55-56.

［9］王宏川.中国清代法医学著述考略［J］.公安大学学报，1991（6）：
65-69.

［10］刘秀芳.王肯堂对癫狂痫辨治的学术贡献［J］.成都中医学院学报，

1992（2）：10.

［11］贡承度，钱武潮．王肯堂学术思想再探［J］．江苏中医，1994（2）：
40-41.

［12］聂天祥．试论眼内神水［J］．辽宁中医杂志，1994（7）：299-300.

［13］秦小平．王肯堂传略［J］．常州教育学院学报（综合版），1995，13（4）：
9-11.

［14］干祖望．典型的儒医王肯堂［J］．江苏中医，1996（1）：25.

［15］赵复锦．益气聪明汤加减治疗老年人眩晕21例［J］．湖南中医学院学
报，1996（3）：29-30.

［16］房栋，张月美．清热补血汤治疗慢性复发性口腔溃疡41例［J］．甘肃
中医，1996（4）：23.

［17］靳凤菊．通宣理肺丸临床应用举隅［J］．河北中医药学报，1997（4）：
19-20.

［18］王洪图．头针配合定振丸治疗震颤麻痹24例临床观察［J］．针灸临床
杂志，1997（11）：16-17.

［19］刘观湘，杨德香．代抵当丸在外科的应用［J］．陕西中医，1998（2）：
34-35.

［20］魏庆兰，孙建民．定振丸加减治疗震颤麻痹21例［J］．江苏中医，
1999（3）：21.

［21］张春香，薛忠元，吴恒举．牛黄解毒片在皮肤病中的应用［J］．新中
医，1999，31（8）：34.

［22］庄儒森．四神丸新用［J］．国际医药卫生导报，2001（2）：129.

［23］钱武潮，贡承度．王肯堂首论“治血三要法”［J］．江苏中医，2001，
22（2）：5.

［24］柯卉.王肯堂的生平与学术［D］.上海：复旦大学，2001.

［25］单德成.王肯堂对骨伤科的贡献［J］.山西中医，2001（2）：63-63.

［26］闻毅先.王肯堂的书法艺术成就［J］.医古文知识，2001，18（2）：16-16.

［27］梁润英，宋建平，高华.王肯堂《证治准绳》对呼吸困难的论治［J］.中医文献杂志，2001（2）：17.

［28］焦久存.《证治准绳女科》的文献研究［D］.石家庄：河北医科大学，2002.

［29］林慧光.王肯堂对优生优育的贡献［J］.福建中医学院学报，2002，12（3）：48-50.

［30］林慧光.《女科准绳》外治法探要［J］.福建中医学院学报，2002，12（4）：51-52.

［31］王媞，毕新朋.清骨散加减治疗阴虚发热56例［J］.实用中医内科杂志，2004（6）：533-534.

［32］黄东源，钟一棠.试论王肯堂对精神疾病诊治的贡献［J］.中医药学刊，2006，24（6）：1103-1104.

［33］马建国.清骨散皮肤科新用［J］.山东中医杂志，2006（7）：496-497.

［34］王秀兰，王玉兴，曾又佳.《杂病证治准绳》中的脏腑辨证［J］.江苏中医药，2007，39（1）：22-23.

［35］赵瑜.浅谈《杂病证治准绳》的辨证论治特点［J］.贵阳中医学院学报，2007，29（2）：11-12.

［36］孙伯青.王肯堂脑系病辨治浅探［J］.中国中医急症，2007，16（6）：715-716.

［37］王清华.《证治准绳》与《审视瑶函》两书眼科方剂的比较［J］.四川中医，2007（8）：35-37.

［38］田水.代抵当丸加减治疗老年前列腺增生78例观察［J］.光明中医，2007（11）：84.

［39］王利芬，白晶，张林，等.王肯堂阴阳升降学术思想初探［J］.山西中医，2008，24（3）：1-3.

［40］王鹏琴，王健，周鸿飞，等.眼针疗法的理论基础探讨［J］.中华中医药学刊，2008（4）：700-703.

［41］维康.王肯堂医事五则［J］.上海中医药杂志，2008，42（5）：69-70.

［42］余瀛鳌.王肯堂主编两部医学丛书赞述［J］.中医文献杂志，2008（6）：1-4.

［43］完颜亚丽，侯秀环.清骨散治疗围绝经期综合征肾阴亏虚型的临床观察［J］.浙江中医药大学学报，2008（6）：764-765.

［44］王金烁，杨瑞合.健脾丸抗肝癌作用及其作用机制的实验研究［A］.中国抗癌协会、中华医学会肿瘤学分会.第五届中国肿瘤学术大会暨第七届海峡两岸肿瘤学术会议、国际肿瘤细胞与基因治疗学会会议、第二届中日肿瘤介入治疗学术会议论文集［C］.中国抗癌协会、中华医学会肿瘤学分会：中国环境诱变剂学会，2008：2.

［45］徐大鹏，齐放.健脾丸炭药肠溶胶囊治疗慢性腹泻29例［J］.中医杂志，2009，50（7）：612.

［46］余瀛鳌.明代临床各科名著《证治准绳》［J］.北京中医药，2010，29（3）：182-185.

［47］黄丽华.健脾丸加减治疗糖尿病胃轻瘫临床观察［J］.辽宁中医药大

学学报，2010，12（5）：165-166.

［48］周祖贻，谭达全，刘锐．明代医家王肯堂医学成就研究［J］．湖南中医药大学学报，2010，30（9）：134-139.

［49］邓暖繁，兰琴．通宣理肺丸治疗小儿顽固性咳嗽36例疗效观察［J］．新中医，2011，43（2）：96.

［50］李守山．健脾丸加味治疗化疗患者食欲不振疗效观察［J］．中国当代医药，2011，18（35）：100-101.

［51］侯中伟，李柳骥，张聪，等．王肯堂《女科证治准绳》单穴治疗闭经特色探析［J］．国际中医中药杂志，2012，34（4）：340-341.

［52］诸颖政．晚明士人知识趣味的多样化-以王肯堂为中心的考察［J］．复旦大学：专门史，2012.

［53］张俊生，孙楠．中成药应用技术［M］.2版.2012.

［54］相鲁闽．王肯堂与《六科证治准绳》［J］．河南中医，2012，32（9）：1137.

［55］马建国．清骨散治瘙痒［N］．中国中医药报，2013-02-07（04）.

［56］李忠．王肯堂《医学穷源集》运气学说的文献整理与理论应用探讨［D］．广州：广州中医药大学，2013.

［57］董平高．温针灸合四神丸加减方治疗五更泻79例［J］．中国中医药现代远程教育，2014，12（2）：50-51.

［58］马建国．清骨散加味解痒风［N］．中国中医药报，2014-03-24（04）.

［59］肖彬．健脾丸加减治疗儿童铅中毒的临床观察［D］．武汉：湖北中医药大学，2014.

［60］倪梁康．王肯堂及其《八识规矩集解》［J］．中山大学学报（社会科学版），2015（2）：96-123.

［61］王爱成，刘亦鑫，邢玲 . 论王肯堂对疟疾的创新性认识［J］. 世界最新医学信息文摘（连续型电子期刊），2015（78）：156-157.

［62］诸毅晖，杨玲 . 王肯堂妇科病经络病机理论述要［C］.// 四川省针灸学会 .2015 年四川省针灸学会学术年会论文集，2015：235-237.

［63］王翰昶 . 证治准绳王肯堂［J］. 开卷有益（求医问药），2015（10）：56.

［64］潘志刚 . 王肯堂《郁冈斋笔尘》研究［D］. 武汉：华中师范大学，2016.

［65］傅平，樊效鸿 . 王肯堂骨伤科学术思想探讨［C］.// 中华中医药学会骨伤科分会 . 中华中医药学会骨伤科分会学术年会暨全国中医骨伤科高峰论坛论文集 .2016：1649-1654.

［66］傅平，樊效鸿 . 王肯堂骨伤科学术思想探讨［J］. 北京中医药，2016，35（11）：1043-1046.

［67］李萍，胡亚男，赵树明，等 . 王肯堂辨治病证注重运气［J］. 上海中医药杂志，2016，50（12）：30-32.

［68］甄雪燕，梁永宣 . 明代医学宗师——王肯堂［J］. 中国卫生人才，2016（12）：84-85.

［69］陈国权 . 四神丸与《金匮》脏腑相关理论［N］. 中国中医药报，2017-08-07（04）.

［70］唐思云，杨涛，徐征 . 王肯堂论胸痹心痛探略［J］. 辽宁中医杂志，2017，44（12）：2533-2535.

［71］车志英，张鹏炜，何磊，等 . 王国斌教授用益气聪明汤治疗梅核气经验［A］. 中国中医药信息研究会中医药人才分会，2018：3.

［72］陈奕杉，汤巧玲 . 以咳嗽为例探讨王肯堂五运六气临床思路［J］. 西部中医药，2018，31（2）：59-61.

［73］陈奕杉，汤巧玲.基于 103 则医案探讨王肯堂在《医学穷源集》中的运气分析模式［J］.西部中医药，2018，31（12）：29-32.

［74］唐仁哲.清骨散加味治疗阴虚型癌性发热临床疗效观察［D］.哈尔滨：黑龙江中医药大学，2019.

［75］高树浩，陈君兰.王肯堂的鉴藏观念与刻帖批评［J］.中国书法，2019（6）：141-144.

［76］陈昕雨.王肯堂固肠丸加味治疗 IBS-D（脾肾阳虚证）的临床研究［D］.吉林：长春中医药大学，2019.

［77］金晶，蒋青青，吴甜甜，等.四神丸对肠道黏膜屏障作用机制的研究进展［J］.中药新药与临床药理，2020，31（7）：874-878.

［78］陈玺龙.益气聪明汤治疗气虚痰瘀阻络型脑梗死后遗症的临床研究［J］.中西医结合心脑血管病杂志，2021，19（5）：833-835.

汉晋唐医家（6名）

张仲景　王叔和　皇甫谧　杨上善　孙思邈　王　冰

宋金元医家（19名）

钱　乙　刘　昉　陈无择　许叔微　陈自明　严用和

刘完素　张元素　张从正　成无己　李东垣　杨士瀛

王好古　罗天益　王　珪　危亦林　朱丹溪　滑　寿

王　履

明代医家（24名）

楼　英　戴思恭　刘　纯　虞　抟　王　纶　汪　机

薛　己　万密斋　周慎斋　李时珍　徐春甫　马　莳

龚廷贤　缪希雍　武之望　李　梴　杨继洲　孙一奎

吴　崑　陈实功　王肯堂　张景岳　吴有性　李中梓

清代医家（46名）

喻　昌　傅　山　柯　琴　张志聪　李用粹　汪　昂

张　璐　陈士铎　高士宗　冯兆张　吴　澄　叶天士

程国彭　薛　雪　尤在泾　何梦瑶　徐灵胎　黄庭镜

黄元御　沈金鳌　赵学敏　黄宫绣　郑梅涧　顾世澄

王洪绪　俞根初　陈修园　高秉钧　吴鞠通　王清任

林珮琴　邹　澍　王旭高　章虚谷　费伯雄　吴师机

王孟英　陆懋修　马培之　郑钦安　雷　丰　张聿青

柳宝诒　石寿棠　唐容川　周学海

民国医家（7名）

张锡纯　何廉臣　陈伯坛　丁甘仁　曹颖甫　张山雷

恽铁樵